DE LA
CONTAGION DE LA DIPHTHÉRIE

ET DE LA

PROPHYLAXIE DES MALADIES CONTAGIEUSES

DANS LES HOPITAUX D'ENFANTS DE PARIS

PAR

Le Docteur Gustave LANCRY

De Dunkerque (Nord)

Ancien externe (1881) et interne provisoire (1882) à l'Enfant-Jésus
Ancien interne de l'Hôpital maritime de Berck (1883)
Médaille de bronze de l'Assistance publique (1883)
LAURÉAT DE L'ACADÉMIE DE MÉDECINE
1er prix de la Commission de l'Hygiène de l'enfance (1884)
ANCIEN INTERNE DES HOPITAUX DE PARIS (1884-1885)
et du service d'accouchements de la Charité (1886)

PARIS

G. STEINHEIL, ÉDITEUR

2, RUE CASIMIR-DELAVIGNE, 2

1886

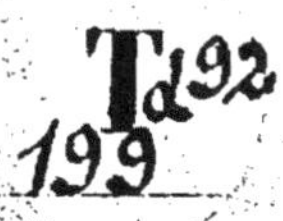

DE LA

CONTAGION DE LA DIPHTHÉRIE

ET DE LA

PROPHYLAXIE DES MALADIES CONTAGIEUSES

DANS LES HOPITAUX D'ENFANTS DE PARIS

DE LA

CONTAGION DE LA DIPHTHÉRIE

ET DE LA

PROPHYLAXIE DES MALADIES CONTAGIEUSES

DANS LES HOPITAUX D'ENFANTS DE PARIS

PAR

Le Docteur Gustave LANCRY

De Dunkerque (Nord)
Ancien externe (1881) et interne provisoire (1882) à l'Enfant-Jésus
Ancien interne de l'Hôpital maritime de Berck (1883)
Médaille de bronze de l'Assistance publique (1883)
LAURÉAT DE L'ACADÉMIE DE MÉDECINE
1ᵉʳ prix de la Commission de l'Hygiène de l'enfance (1884)
ANCIEN INTERNE DES HOPITAUX DE PARIS (1884-1885)
et du service d'accouchements de la Charité (1886)

PARIS

G. STEINHEIL, ÉDITEUR

2, RUE CASIMIR-DELAVIGNE, 2

—

1886

A MON PÈRE ET A MA MÈRE.

Affection et reconnaissance filiales.

A MES TANTES

EMILIE, STÉPHANIE, JOSÉPHINE BAUDELLE

Témoignage de vive gratitude et de profonde affection, surtout
pour les soins donnés à ma première enfance.

A MES ONCLES ET A MES TANTES

A MES PARENTS ET A MES AMIS

A MON PRÉSIDENT DE THÈSE ET TRÈS HONORÉ MAITRE

M. LE PROFESSEUR VERNEUIL

Je prie M. le Professeur Verneuil de vouloir bien agréer
l'expression de ma respectueuse reconnaissance pour son enseignement si élevé, dont il m'a été donné de profiter dans les mois
trop courts où j'ai été son externe, pour l'intérêt qu'il a bien
voulu me témoigner et pour l'honneur qu'il me fait en accep-
tant la présidence de ma thèse.

INDEX

CONTRIBUTION A L'ÉTUDE

DE LA

CONTAGION DE LA DIPHTHÉRIE

ET DE LA

PROPHYLAXIE DES MALADIES CONTAGIEUSES

DANS LES HOPITAUX DES ENFANTS A PARIS

INTRODUCTION

Nous croyons qu'il importe à l'appréciation d'un travail de savoir pourquoi et comment il a été fait : c'est la raison qui nous fait écrire ce chapitre.

A un moment donné je me suis trouvé possesseur de deux épidémies locales de diphthérie. Ces deux épidémies donnaient toutes les deux le même enseignement : le peu de diffusibilité spontanée du poison diphthérique. Je voulus les publier, les commenter, les faire valoir et je ne tardai pas à m'apercevoir que l'ensemble des données générales sur la contagion de la diphthérie, dans lesquelles je devrais les encadrer, était quelque chose de vague, de nuageux. Tout le monde croit à la contagion de la diphthérie et personne ne se sent assez sûr de sa croyance pour la préciser dans un langage écrit, pour formuler, en quelques propositions inattaquables, les données fondamentales d'une doctrine sur la contagion de cette maladie.

Entraîné par notre sujet, nous avons été amené, loin de notre but primitif, par la force des choses, à soutenir un ensemble de doctrine sur la contagion de la diphthérie ; malgré nous notre horizon s'est élargi et, sous peine de renoncer au bénéfice de nombreuses recherches antérieures, il nous a fallu, bon gré mal gré, entreprendre un travail qui demandait une plume plus autorisée que la nôtre. Nous y aurions probablement renoncé sans la nécessité ou nous nous sommes trouvé de faire un mémoire pour avoir, après dix années d'études dont les cinq dernières comme interne dans les hôpitaux, le droit légal d'exercer la médecine. Forcé d'aboutir, nous nous sommes mis courageusement au travail, soutenu du reste par cette pensée qu'ayant eu la bonne fortune de passer trois années dans des hôpitaux d'enfants, alors que déjà nous aurions pu exercer la médecine pour notre propre compte, ayant appris une prophylaxie certaine et rigoureuse des complications infectieuses des plaies à l'école de M. Championnière, ayant été à même de voir la prophylaxie de la fièvre puerpérale pratiquée dans le service d'accouchements de la Charité, nous devions nous trouver, plus que beaucoup d'autres, à même de traiter de la contagion de la diphthérie.

La première partie de ce travail, celle qui traite de la contagion de la maladie de Bretonneau, nous a coûté sept mois de travail assidu, et c'est elle que nous trouvons la plus imparfaite. C'est que, pour édifier un ensemble de doctrine sur la contagion de la diphthérie, nous avons dû bâtir et sur un terrain mouvant : la doctrine de la contagion en général, et avec des matériaux insuffisants faute de faits nombreux nous appartenant ou publiés dans la littérature médicale. Nous l'avons fait cependant, consolidant notre terrain par des considérations générales sur la contagion, considérations qui auront à affronter une double objection : celle d'être un hors-d'œuvre pour ceux qui trouvent la contagion de la diphthérie « évidente » ; celle d'être insuffisante pour ceux qui estiment que la contagion de la diphthérie a encore besoin d'une démonstration en règle. Nous avons dû édifier cette doctrine avec des matériaux insuffisants, et certes ce n'est pas faute d'avoir fouillé les livres et les collections hebdomadaires ou mensuelles. Aussi, nous nous sommes trouvé fréquemment dans la nécessité de raisonner par analogie, et même de forcer un peu le raisonnement, en tirant des conclusions incomplètement contenues dans nos prémisses. Quand nous l'avons fait, c'est en pleine connaissance de cause, et nous avons cherché à nous inspirer alors de l'impression générale des faits très nombreux que nous avons pu voir de nos yeux, ou des connaissances puisées dans les auteurs. Avons-nous eu raison d'agir ainsi ? Nous le pensons. En effet, d'une part, les nécessités de la prophylaxie s'imposent avec toute la force que peut donner la mort annuelle de deux cents enfants dans un seul des hôpitaux de Paris, et, d'autre part, il suffirait de condenser en un même travail le fruit de l'expérience des praticiens sur la contagion de la diphthérie, pour qu'on pût, dès à présent, et sans attendre les résultats de l'expérimentation sur les animaux, édifier une doctrine solide, à base clinique, sur cette question.

Nous croyons avoir fait œuvre utile en esquissant l'édifice et en posant de ci de là quelques assises solides. Nous espérons, et c'est notre seule ambition, que ce travail pourra servir de guide dans l'observation des épidémies locales qui se présentent chaque jour et qui sont si rarement recueillies; nous serions au comble de nos vœux si les grandes lignes que nous avons tracées, pouvaient servir de cadre aux données scientifiques qui résulteront des observations futures ou même de celles qui dorment dans la mémoire ou les cartons des praticiens.

De même que dans une solution saline un corps étranger tout petit et tout irrégulier peut déterminer une belle cristallisation, de forme même tout opposée à celle du corps attracteur, ainsi nous souhaiterions que fasse ce travail par rapport aux mille données cliniques sur la contagion de la diphthérie, données éparses dans la mémoire de tous les médecins et restées vaines faute d'un centre d'agrégation.

Nous en avions terminé avec la contagion de la diphthérie et nous pensions clore notre travail, mais, après quelques jours de repos, il nous a paru impossible de ne pas traiter le corollaire nécessaire de la contagion de la diphthérie, c'est-à-dire sa prophylaxie. Là, du reste, nous aurions été à l'aise; parce que dans les points où la science n'est pas fixée, le bon sens peut parfois suppléer, et l'on peut toujours conseiller une précaution d'utilité douteuse, mais qui coûte peu ou rien à prendre. Cette seconde partie nous a coûté une douzaine de jours de travail, à haute pression il est vrai, soit, incomparablement moins que la première; nous l'estimons cependant supérieure à celle-ci comme exposition. C'est que le sujet y prêtait et que nous n'avons eu, bien souvent, qu'à nous rappeler les enseignements de nos maîtres ou les données que l'expérience personnelle nous avait apprises.

La critique de l'hôpital de l'Enfant-Jésus, au point de vue de l'hygiène hospitalière, s'est présentée sur notre chemin : nous l'avons faite vigoureusement, persuadé qu'on peut frapper fort quand on a la conviction qu'on frappe juste, et qu'on peut présenter un remède, fût-il médiocre, aux abus qu'on signale. Cette critique est-elle opportun ? Nous ne nous en sommes pas inquiété, nous n'avons eu l'intention d'être désagréable à personne et nous avons eu soin de distinguer les personnes des choses; si, contre notre gré, nous avions déplu à quelqu'un, nous en serions profondément désolé et nous invoquerions comme excuse la conviction que nous avions, qu'en agissant comme nous l'avons fait nous remplissions un devoir : celui de sauvegarder autant que possible la vie des enfants des hôpitaux.

Pour indiquer quelques mesures pratiques à prendre afin de remédier aux abus que nous signalons, nous n'avons pas fait d'étude spéciale : nous nous sommes inspiré tout simplement de ce que nous avons vu dans les différents hôpitaux où nous avons été interne; il est à croire qu'une personne au courant des ressources de l'Assistance publique pourrait trouver beaucoup mieux que ce que nous avons indiqué. Nos propositions, nous les avons données tout simplement comme un pis aller incomparablement supérieur cependant, à notre avis, au régime actuel. Quant à l'idée du lazaret, elle nous provient des souvenirs d'un voyage que nous avons fait à Montevideo et à Buenos-Ayres et où il nous a été donné, à titre de médecin d'émigrants, de visiter les lazarets de l'Uruguay, à l'île Flores, et de la république Argentine, à l'île de Martin Garcia.

Qu'on nous permette quelques renseignements pour la lecture facile de ce travail.

Les conclusions auxquelles nous étions arrivé avant de commencer la rédaction définitive, nous les avons réunies au début de notre thèse et émises sous forme de propositions. Ceci pour la facilité de l'exposition.

En parcourant des thèses, il nous est arrivé souvent de perdre beaucoup de temps à la recherche d'un renseignement que nous voulions y trouver. Pour éviter cet inconvénient à ceux qui liraient la nôtre nous plaçons ci-après un index détaillé avec analyse très succincte.

C'est avec un bien vif plaisir que nous nous conformons à la coutume, et que nous dédions à nos maîtres ce qu'il peut y avoir de bon dans ce travail. Que mes maîtres, dans les hôpitaux de Paris, veuillent bien accepter l'expression de ma bien vive et bien profonde reconnaissance.

Bénévole, puis stagiaire, M. Després, M. Desnos, M. Bucquoy m'ont enseigné les éléments de la chirurgie et de la médecine; plus tard externe, interne provisoire, puis interne titulaire, je me suis trouvé en communication plus directe avec mes maîtres, non seulement par les questions de service, mais aussi par les petits entretiens médicaux familiers qu'ils avaient avec nous, et dans lesquels, ils nous montraient la médecine, non plus derrière la rampe de l'enseignement officiel, mais sous son vrai jour, d'après leur expérience et leur jugement. Que mes vénérés maîtres, M. Archambault et M. Bouchut, reçoivent à ce sujet mes plus vifs remerciements, ils m'ont fait regretter bien des fois que l'allée de l'Enfant-Jésus, toute longue qu'elle soit, ne le fût pas encore davantage.

Que M. Descroizilles veuille bien aussi agréer l'expression de ma reconnaissance.

Je remercie M. Cazin, d'une manière particulière, des excellents conseils qu'il m'a donnés et de la manière de travailler qu'il m'a apprise. L'année que j'ai passée à Berck, m'a été extrêmement utile à tous points de vue; qu'il reçoive l'expression de ma gratitude.

Ma reconnaissance est acquise à M. Berger pour sa bienveillance et les excellentes leçons qu'il nous a données à Bicêtre, sur les hernies, les fractures et les maladies urinaires des vieillards.

Je prie mon cher maître M. Championnière, de vouloir bien agréer l'expression de ma profonde reconnaissance pour la bienveillance et la patience avec lesquelles il m'a familiarisé avec les accouchements à Cochin en 1880, et pour l'excellente année que j'ai passée avec lui l'an dernier à Tenon. Je le prie de vouloir bien accepter l'hommage de ce qu'il peut y avoir de bon dans ce travail, car ce sont les données qu'il m'a apprises, sur la prophylaxie sûre et certaine de toutes les complications infectieuses des plaies par le pansement antiseptique, simplement mais rigoureusement fait, qui ont constitué la base solide sur laquelle je me suis appuyé pour raisonner, par analogie, sur les maladies d'ordre médical.

Que mes maîtres du service d'accouchement de la Charité, M. Budin, M. Champetier de Ribes et M. Doléris, reçoivent l'expression de ma gratitude pour l'enseignement qu'ils m'ont donné (1). Je remercie d'une manière toute particulière, M. Champetier de Ribes, de la bienveillance qu'il a bien voulu me témoigner.

(1) Mes collègues savent pourquoi, quand et comment j'ai quitté la Charité. Je passe.

EXPOSÉ

Dans une première partie je me propose de soutenir les propositions suivantes :

1° La diphthérie est contagieuse. Elle a une période d'incubation.

2° Elle est très probablement inoculable.

3° Son principe contagieux semble avoir les propriétés attribuées actuellement aux microbes.

4° Sa genèse spontanée est fort peu probable.

5° Si son principe contagieux peut diffuser spontanément dans l'air, ce pouvoir de diffusion spontanée est très limité.

6° Son principe contagieux peut diffuser dans l'air dans un très faible rayon. Cette diffusibilité spontanée est la règle quand la source du poison est sur la voie du courant d'air expiré; elle est l'exception quand la source du poison est ailleurs.

7° Son principe contagieux peut être transporté à grande distance par les personnes et par les choses.

Il n'est pas impossible qu'il conserve son activité longtemps en dehors de l'organisme.

Je suis convaincu de la vérité des propositions 1, 2, 5. Je suis entièrement persuadé de la vérité des propositions 6 et 7. Quant aux propositions 3 et 4, ce sont des questions de pathologie générale sur lesquelles on ne peut jamais se flatter d'avoir dit le dernier mot.

Dans une seconde partie j'étudierai la prophylaxie sociale, la prophylaxie hospitalière et la prophylaxie domestique de la diphthérie.

ARGUMENTATION A LA FACULTÉ

M. Verneuil a bien voulu présider ma thèse et MM. Fournier, Landouzy, et Reclus la juger avec une extrême bienveillance (1) : je leur en exprime toute ma gratitude : je m'empresse de signaler leurs principaux desiderata et les combler autant que possible.

M. Fournier regrette qu'à propos du fait III, page 55, je n'aie pas flétri, au nom de l'hygiène, la mesure administrative qui consiste à faire coucher à l'Enfant-Jésus, la veille de leur départ, une partie des enfants qui partent le lendemain pour Berck. Je m'associe parfaitement à lui, mais il y a tant à dire sur l'organisation de l'Enfant-Jésus !

Le fait IV, page 57, qui pour moi est très concluant, ne peut l'être pour le lecteur : c'est que ce fait n'est que résumé : le complément de l'observation se trouve page 56, au 4°. En somme il s'agit d'une femme diphthérique allant dans une localité où il n'y a aucun cas de diphthérie. Cette femme rencontre une de ses amies. « J'ai mal à la gorge, regarde donc ce qu'il y a » lui dit-elle à peu près. Cette amie regarde et, le soir, avait la diphthérie. Elle seule, de sa localité, eut la diphthérie ; et, avant de voir

<hr>

(1) Note du jury d'examen : *extrêmement satisfait.*

la personne malade, elle n'avait eu aucune relation avec le foyer de diphthérie qui existait à Berck-plage.

Ma conclusion sur l'incubation de la diphthérie, p. 58, est d'une grande élasticité ; je ne m'abuse pas sur sa valeur : à mon appréciation personnelle aucun des 49 faits que je rapporte, sauf peut-être le fait IV ne permet une conclusion rigoureuse.

M. Landouzy. Plusieurs des faits contenus dans la proposition II, page 59, ont été argumentés. Il est vrai que j'ai dit ne pas en faire grand cas, pris isolément. Supposons par exemple le fait VI. Si, avec l'expérience personnelle que j'ai, avec ce que m'ont dit de vieux médecins, vieillis dans l'observation des diphthériques, si de plus, j'avais eu l'honneur de connaitre suffisamment Trousseau pour qu'il me fit part de son diagnostic de diphthérie sur les écorchures du sein de la nourrice : naturellement je me serais incliné ; mais j'aurai pensé à part moi, que Trousseau faisait un diagnostic hasardé. Comment l'reconnaitre, à l'œil, qu'un exsudat membraneux sur une écorchure implique la maladie générale appelée diphthérie ! On a déjà assez de mal à faire ce diagnostic dans la gorge, et on le ferait sur une plaie, où peuvent avoir lieu toutes les complications diphthéroïdes que connaissent les chirurgiens qui ont pratiqué avant l'antisepsie ! j'en demande bien pardon, mais moi je n'y crois pas.

M. Landouzy m'a opposé des faits où, à la suite de diphthéries locales, étaient survenus une paralysie diphthérique et de l'albuminurie : ceci, c'est autre chose et je regrette vivement de ne pas avoir eu à ma disposition ces faits-là, j'en aurai tenu grand compte.

Une grande omission dans ma thèse et que je regrette beaucoup, ça été de ne pas avoir traité les portes d'entrée. M. Landouzy m'a cité des faits nombreux où des malades ont contracté la diphthérie parce qu'ils avaient des ulcérations dans la gorge, notamment des plaques muqueuses ; et ces malades se promenaient avec leur diphthérie croyant ne souffrir que de la syphilis. Double danger par conséquent : et danger de contracter la diphthérie quand on a des lésions dans la gorge et danger de la propager parce qu'on ne s'en doute pas. J'avais là tout un chapitre très intéressant à faire et qui m'aurait peut-être permis de jeter un jour tout nouveau sur ce qu'on appelle « la prédisposition. » Je remercie vivement M. Landouzy, mais mes remerciements ne sont pas encore aussi vifs que mes regrets.

Une lacune encore bien regrettable dans mon chapitre de la prophylaxie sociale, page 114 : je ne demande pas suffisamment l'intervention des pouvoirs publics. « Si vous aviez été en Hollande m'a dit M. Landouzy, vous auriez vu à la porte ou à la fenêtre de certaines maisons : Ici, il y a une diphthérie ; ici, il y a une scarlatine : et vous sauriez que depuis cette mesure les maladies contagieuses ont notablement diminué ». Si j'avais connu cette mesure, il est plus que problable que j'eusse fortement insisté pour qu'on l'applique en France.

M. Reclus m'a signalé aussi une omission qui me navre. « J'ai vu un fait isolé de diphthérie foudroyante en province, m'a dit M. Reclus. J'ai cherché, j'ai fouillé la contagion : impossible de la trouver ; mais il y avait dans la localité une épizootie de diphthérie qui faisait périr une quantité considérable de gallinacés : pourquoi n'avez-vous pas parlé de la contagion de la diphthérie des animaux à l'homme ? Ici je me mords les doigts jusqu'au sang : je me rappelle avoir lu, notamment dans la Revue de M. Hayem, des faits analogues, et les résultats des expériences de laboratoire auraient encore pu contribuer à éclairer la question.

Enfin, tous mes juges ont été d'accord pour reconnaître que la partie de mon travail qui traite de la contagion en général, était un hors-d'œuvre qui noyait la partie capitale de ma thèse, les épidémies locales : C'est un hors d'œuvre parce qu'il ne s'applique pas à la diphthérie en particulier. Cette partie est imprimée, on a bien voulu me dire qu'elle était intéressante à lire : mes juges m'excuseront de la laisser.

Je crois, par déférence pour mes juges, et du reste, ma thèse y gagnera beaucoup, devoir écrire les lignes qui précèdent. Inutile de dire que, les écrivant d'après mes impressions elles n'engagent nullement leur responsabilité.

Je présente à nouveau à M. Verneuil, à M. Fournier, à M. Landouzy et à M. Reclus l'expression de ma bien vive et bien respectueuse reconnaissance.

GUSTAVE LANCRY.

10 décembre 1886.

PROPOSITION I. — LA DIPHTHÉRIE EST CONTAGIEUSE

Contagion de la diphthérie.

Il y aurait un argument irréfutable et tout à fait démonstratif, celui qui serait tiré de la connaissance complète d'un principe contagieux de nature parasitaire. La contagion du muguet, de la gale, de la teigne a été démontrée quand l'oïdium albicans, l'acarus, le trycophyton ont été découverts. Malheureusement pareille démonstration n'est pas faite pour la diphthérie. Nous sommes donc forcés d'avoir recours à un ensemble de considérations basées, les unes sur des faits d'observation, les autres sur des données rationnelles. Ces considérations sont pour la plupart d'ordre général, aussi allons nous étudier la contagion en général, puis voir parmi les connaissances acquises à ce sujet celles qui sont applicables à la diphthérie.

A. — DE LA CONTAGION EN GÉNÉRAL

Evolution historique de l'idée de la contagion. Si l'on parcourt la littérature médicale pour se rendre compte des diverses doctrines qui ont régné sur la transmission des maladies contagieuses, il en résulte une impression bizarre : c'est que depuis plusieurs siècles les médecins ont soulevé toutes les hypothèses, ont écrit une foule de vérités, une foule d'erreurs, et que toujours, vérités et erreurs ont été mélangées d'une manière telle que jamais doctrine ou même hypothèse applicable à la majorité des maladies contagieuses n'a été exposée et défendue de manière à s'imposer, à présider aux lois de l'hygiène et de la prophylaxie, à constituer, en un mot, un fonds de connaissances autour duquel puissent venir se grouper les données résultant des progrès incessants de la science.

Si l'on réfléchit quelque peu, on comprend facilement cependant qu'il n'a pu en être autrement : en effet, une doctrine générale sur la contagion ne peut résulter que d'une connaissance très complète des différentes maladies, de leur nature, de leur étiologie, d'une nosographie irréprochable et surtout d'une interprétation judicieuse de l'influence réciproque de ces trois éléments l'organisme, les agents extérieurs et la semence morbigène, dont la maladie constitue pour ainsi dire la résultante. Il résulte de ceci que l'on trouve dans la littérature médicale, à une date même éloignée, des idées qui sont admises aujourd'hui, auxquelles nous souscrivons entièrement, et, à côté d'autres influences morbigènes (ce sont surtout les « constitutions médicales » auxquelles nous faisons allusion) dont l'importance a été tellement exagérée que nous répugnons à les admettre. Le résultat des progrès si considérables faits pendant ce siècle dans les sciences médicales : c'est que la vérité sur la contagion, qui n'était entrevue autrefois qu'à travers un brouillard épais, et ne pouvait apparaître que douteuse, va bientôt être connue et vue à la lumière des faits nettement établis et judicieusement interprétés.

La plupart des auteurs anciens parlent plutôt de maladies épidémiques que d'affections véritablement contagieuses. Telles sont les relations des pestes mentionnées dans la Bible, dans Homère et dans Thucydide, toutefois il est évident, suivant la remarque de Rochoux, que la séquestration recommandée par Moïse contre la lèpre prouvait que, dès ces temps reculés, la contagion était connue. Hippocrate, Galien et les auteurs qui vécurent avant l'introduction de la variole en Europe en 714 ne parlent point de la transmission des maladies d'un individu à un autre (Traité de Piorry, p. 519). Cependant, il est probable que, de tout temps, on a dû s'apercevoir que certaines maladies se transmettaient par le commerce avec des malades, « se gagnaient », comme on dit vulgairement, et qu'il était sage, dans l'intérêt de sa santé, d'éviter tout commerce avec les personnes atteintes de ces maladies. Il a dû se passer de tout temps ce qui s'observe encore aujourd'hui dans certains milieux peu éclairés, surtout à la campagne, où l'action efficace du médecin est bornée à la prescription d'une formule pharmaceutique, et où cependant les gens du peuple savent lui demander si la maladie qu'il vient soigner « se gagne », et, dans les cas où la réponse est affirmative, savent mettre un frein à la curiosité, pourtant bien vive, qui les pousse à visiter le malade. Cette notion élémentaire, populaire pour ainsi dire, a dû exister plus ou moins nette chez tous les peuples sortis de la barbarie, et elle a été la base d'une prophylaxie, bien insuffisante sans doute, mais déjà d'une certaine efficacité.

Mais cette notion, apanage pour ainsi dire du vulgaire, ne pouvait suffire aux médecins, ils se heurtèrent malheureusement à des difficultés de tout genre, difficultés d'observation rigoureuse des phénomènes, et difficulté d'interprétation. Sans nous attarder à indiquer ici toutes les déductions bizarres ou erronées où le raisonnement peut conduire en pareille matière, nous citerons un seul exemple. « A la vérité dit l'auteur de l'article Contagion, dans le Dict. de 1813, quelques contagionnistes ont songé à l'air comme renfermant le principe contagieux. Alors ils l'ont supposé renfermer un venin, ou plutôt un monstre dévorant, à qui il fallait nécessairement une proie. Ils ont proposé, pour assouvir sa rage, d'amonceler dans les villes contagionnées des ordures de toute espèce, des cadavres d'animaux, etc., à l'imitation de ceux qui autrefois pansaient les cancers avec un morceau de veau frais. Et qu'on ne dise pas que des mesures aussi insensées ne seraient de nos jours adoptées par personne, lorsque le célèbre Fourcroy, non content de les approuver, a prétendu encore en expliquer les avantages par certaines affinités chimiques ! ». C'est le cas ou jamais de dire avec Molière que le raisonnement bannit quelquefois la raison.

L'étude de la contagion n'est réellement sortie du domaine vulgaire pour entrer dans le domaine scientifique qu'avec Fracastor, et son historique présente trois périodes principales, marquées par trois grands noms, Fracastor, Sydenham, Pasteur.

Pendant longtemps on n'eut d'autres idées sur la contagion que celles émises par Fracastor, à propos surtout des maladies vénériennes, et généralisées par lui à toutes les maladies contagieuses. « La contagion, dit cet auteur, (De contagione, 1591, p. 103), peut avoir lieu par contact immédiat, par l'intermédiaire de substances diverses transportées de l'un à l'autre par l'air, qui, dans quelques circonstances, sert de véhicule au principe contagieux. » Mais pouvait-on admettre que la syphilis et les fièvres éruptives, par exemple, étaient des maladies entièrement comparables et que ce qui s'appliquait à l'une pouvait rigoureusement s'appliquer à l'autre? Quand, un peu plus loin, le même auteur écrivait que « *toute maladie spécifique supposait un virus spécial* » cette doctrine ne devait-elle pas sembler singulièrement hardie et hasardée? Quoi qu'il en soit, les idées de Fracastor, si on n'en tint pas un compte suffisant dans la pratique, n'en firent pas moins loi pour la doctrine générale de la contagion des maladies.

A la fin de la première moitié du XVIIIe siècle, un médecin anglais, Thomas Sydenham, se fraya une voie nouvelle dans la nosographie médicale. Il conçut les constitutions médicales, annuelles, saisonnières. Il divisa les maladies en deux grandes classes d'après leur cause : les unes étaient dues aux variations des conditions atmosphériques, au froid, au chaud, aux vents, etc., etc., à ce que nous appellerions aujourd'hui les différents états de l'air en tant que fluide gazeux. Ces maladies furent dites « intercurrentes ». Les autres sont dues à l'air également, mais à l'air altéré d'une manière occulte, mystérieuse, altération dont la cause première est due aux parties essentielles de la terre « visceribus terræ » et qui produit des effluves d'action variable suivant la constitution (De morbis epidemicis, p. 22 t. I). Sydenham créa les constitutions épidémiques annuelles, saisonnières ; il établit une relation entre le temps, l'atmosphère et l'apparition plus ou moins fréquente des maladies, leur retour périodique, leurs manifestations épidémiques, leurs complications presque constantes dans certaines épidémies. Il attacha à ces considérations une importance capitale, en fit la base de sa classification nosologique, et ses doctrines, vraies à ne voir que les choses grosso modo, eurent un retentissement tel qu'aujourd'hui encore il est des médecins qui, dans certains cas, invoquent la constitution médicale. Il est vrai que si les mots sont conservés leur signification est un peu modifiée.

Que faut-il donc penser de la constitution médicale ? Prenons un exemple de l'influence de la constitution médicale sur la diphthérie. Il est incontestable que dans les mois d'hiver il y a recrudescence de la maladie. Le fait brutal de la relation entre l'état atmosphérique propre aux saisons froides et la recrudescence de la maladie est indéniable : la doctrine est donc vraie, mais elle n'exprime guère mieux la vérité que ne le fait le naturaliste quand il dit que le mois de mai fait épanouir les fleurs. Cette doctrine a le grand tort d'exprimer dans un seul mot une foule d'influences diverses, un faisceau de causes disparates, faisceau que l'analyse a besoin de séparer et dont les éléments doivent être étudiés successivement à l'aide de l'observation et de l'expérimentation. La doctrine de Sydenham oblige l'esprit à se fixer sur des faits cliniques très importants, mais elle supprime l'étiologie, qui ne peut faire de progrès que par l'analyse poussée toujours plus loin des causes morbides, et la connaissance de plus en plus approfondie du comment de leur action. Nous lui reprochons d'avoir détourné l'esprit scientifique de sa vraie direction dans la recherche de la propagation des maladies.

Sydenham ne nia pas la contagion, mais sa pensée à ce sujet est obscure. Il reconnaît que les maladies épidémiques sont dues à des effluves, à une altération mystérieuse de l'atmosphère, et d'autre part, que ces maladies sont quelquefois contagieuses, que les caractères contagieux et épidémique vont souvent de pair, mais bon gré mal gré il fut cause qu'on attribua aux épidémies une autre cause que la contagion. Il indiqua à leur développement une cause qui parut suffisante, la constitution médicale; on se contenta de cette explication, on n'en chercha pas d'autre, on négligea la contagion. La rougeole frappait tous les enfants d'une localité : c'était la constitution saisonnière, la constitution épidémique, qui en était la cause: et la preuve, disait-on, c'est que quelques mois plus tard, l'épidémie s'éteignait et le calendrier marquait une autre saison; la preuve encore c'est que cette même maladie, puisque nous la prenons pour exemple, se compliquait généralement d'affections pulmonaires quand elle coïncidait avec une constitution froide et humide; d'entérites, quand elle se développait pendant la saison chaude, et cela, avec une constance telle qu'il était impossible, pensait-on, de ne pas y voir une relation complète, exclusive, de cause à effet.

Au commencement du siècle, Broussais inaugure une doctrine nouvelle qui eut un immense retentissement, la doctrine dite physiologique. Comme beaucoup de doctrines exclusives, elle contient du bon et du mauvais, du vrai et du faux. Pour Broussais, il n'y a qu'une cause des maladies : l'inflammation. Toutes les affections sont le résultat d'une cause, unique dans sa nature, mais variée à l'infini dans son intensité et dans son point d'application. Cette manière de voir supprime toutes les maladies spécifiques, et d'autre part ne voit jamais, dans le malade, qu'une manière d'être de l'individu différente de la manière d'être à l'état de santé; il n'y a pas d'une part, un agent irritant, et, d'autre part, un lieu d'action où s'exerce cet agent : il n'y a qu'une fonction physiologique qui, exagérée dans son intensité, a dépassé les limites entre lesquelles oscille l'état normal, et, de ce fait, est devenue extranormale c'est-à-dire pathologique.

Fracastor avait émis des idées très justes sur la contagion mais n'avait pu les démontrer d'une manière suffisante pour les faire adopter définitivement. Sydenham avait trouvé les constitutions médicales dont la notion peut être invoquée journellement par le clinicien : la conséquence manifeste de la doctrine de Broussais était la spontanéité morbide; il n'y a donc pas lieu de s'étonner du peu de succès de l'idée de contagion dans l'étiologie des maladies pendant la première partie du XIXe siècle. Ce n'est pas qu'on la nie, on se contente de ne pas s'en occuper; l'irritation physiologique satisfait les esprits comme les constitutions médicales les avaient satisfaits précédemment. On admet la contagion pour les fièvres éruptives, on sait depuis le siècle dernier que la variole est inoculable ; on n'ignore pas que la rougeole et la scarlatine sont contagieuses. On découvre que la gale, le muguet, les teignes sont parasitaires et contagieuses, et, tout cela, avec la contagion de la syphilis et de la blennorrhagie, constitue pendant longtemps toutes les connaissances généralement admises sur la contagion.

Au commencement du siècle, des épidémies de fièvre jaune éclatent en Espagne; l'épidémie de Barcelone, en 1821, fut célèbre et par l'évidence de l'importation étrangère et par le grand nombre des victimes : tout le monde crie à la contagion : seuls, les médecins disputent sur la contagion et l'infection, ils croient que la saison et le climat y sont pour beaucoup et les mesures de précaution ne sont pas prises.

Le choléra envahit l'Europe en 1832. La contagion est évidente et il faut bien l'admettre, mais le choléra est une maladie exotique sans analogue pour ainsi dire et dont le caractère contagieux n'a pas à venir troubler le système étiologique de nos maladies d'Europe.

Sommes-nous dans le vrai en parlant ainsi? N'exagéronsnous pas ? A vrai dire la question est difficile à juger. Si l'on voulait soutenir la thèse contraire, il serait facile de fournir une série de citations de la dernière netteté sur la contagion ; on en trouverait de magnifiques dans Cullen, dans Hufeland, dans les articles des différents dictionnaires et notamment dans le Compendium de médecine, mais quoi ? L'étude que nous faisons nous montre cette contradiction incroyable d'auteurs qui, spéculativement traitent la contagion d'une manière pour ainsi dire parfaite et qui, pratiquement : ne s'en préoccupent pas. Si l'idée de contagion avait pris possession des esprits, on en retrouverait bien les traces dans les discussions des sociétés savantes, dans les mesures d'hygiène publique, mais point, et notamment pour l'hygiène hospitalière, il a fallu arriver à ces dernières années pour voir créer des hôpitaux spéciaux pour les maladies contagieuses. Pendant des années on a vu l'infection purulente, la septicémie, l'infection puerpérale décimer les malades des hôpitaux, sans songer sérieusement à la propagation de ces maladies par contagion. Il y a quelques années, quand nous avons commencé nos études, on discutait encore si l'érysipèle était contagieux ; en 1882, on a encore invoqué à l'Académie comme cause efficiente du choléra épidémique la constitution saisonnière.

Nous avons cité tout à l'heure trois noms et trois doctrines différentes dans l'interprétation de l'étiologie des maladies. Pasteur, vers 1860, ouvre une ère nouvelle. Le quid ignotum traduit par les expressions de virus, contage, germe, etc., à propos des maladies contagieuses, et auquel on était réfractaire parce qu'il échappait à l'observation, ce quid ignotum prend un corps, se matérialise devient accessible à l'investigation. L'incomparable savant dont s'enorgueillira à tout jamais la France scientifique débutait dans ses recherches biologiques par la démonstration de l'existence des germes dans l'air atmosphérique, de leur influence toute-puissante et exclusive sur les fermentations. Désormais la doctrine des contages avait une base solide, et bientôt les chirurgiens, appliquant cette découverte aux septicémies chirurgicales, arrivent à démontrer leur caractère contagieux ; ils prouvent qu'on peut s'en préserver en écartant ou en tuant les germes atmosphériques.

La découverte des germes de l'air constituait une donnée précieuse pour la connaissance de la contagion des maladies, en ce sens qu'elle permettait de concevoir un agent contagieux, identique ou analogue à ces germes ; mais la démonstration scientifique que les germes fussent l'origine des maladies contagieuses n'était pas faite. De 1876 à 1881 cette démonstration a lieu nette, claire, évidente pour deux maladies : le charbon et le choléra des poules, puis pour le rouget des porcs et actuellement pour la rage.

L'étiologie du charbon, telle qu'on la comprenait autrefois, était à peu près celle qu'on trouve en pathologie humaine pour toutes les fièvres éruptives et les maladies contagieuses ; on aurait pu la décrire ainsi : maladie sporadique ou épizootique contagieuse ; survient tantôt d'une manière spontanée dans des contrées où on ne l'a pas vue depuis des années et où elle éclate sans cause appréciable ; sévit souvent d'une manière épizootique, tantôt dans les constitutions saisonnières froides et humides, plus souvent peut-être dans celles que produisent les changements des saisons, surtout le retour de la saison chaude. La maladie paraît contagieuse dans un certain nombre de cas. M. Davaine a découvert dès 1850 un bacille qu'il appelle bactéridie du charbon et qui, d'après lui, serait la matière virulente et pathogène du charbon. Mais cette manière de voir est considérée comme une vue de l'esprit par l'immense majorité des pathologistes. Les individus faibles et débilités sont plus exposés à être frappés. La meilleure prophylaxie consiste dans une excellente hygiène, une nourriture abondante et de bonne qualité, une aération suffisante. Quant à certaines influences mystérieuses auxquelles on attache plus ou moins d'importance dans les campagnes, notamment à l'influence des lieux dits « champs maudits » il est inutile de dire qu'elles sont le fait de préjugés et qu'elles ne méritent même pas l'examen.

Telle était, il y a peu de temps encore, l'étiologie du charbon et on peut voir qu'elle est presque identique à celle que l'on trouve dans des ouvrages récents pour la fièvre typhoïde, les fièvres éruptives, la diphthérie, etc. En 1870 cependant, Davaine, convaincu que la bactéridie était l'élément virulent du charbon, voulut expliquer la propagation de la maladie par la dissémination des bactéridies, dissémination se faisant par l'intermédiaire des mouches qui recueillaient les bactéridies sur les animaux malades, sur les cadavres, le sang, les débris d'animaux disséminés dans la campagne ou l'intérieur des fermes, et allaient les porter aux animaux sains. Davaine fit peu de prosélytes.

De 1876 à 1881, Pasteur reprend cette question, démontre l'existence de la bactéridie qu'on peut non seulement voir au microscope mais isoler et cultiver. Il prouve que c'est la bactéridie seule, indépendamment du sang ou de l'un quelconque de ses éléments, indépendamment de tout ferment diastasique ou autre, indépendamment de tout virus, quelque signification qu'on attache à ce mot, il prouve, dis-je, que c'est la bactéridie seule qui produit le charbon et que, par conséquent, le charbon ne peut se développer que par l'intervention de cet agent; il montre que l'éclosion spontanée de la malade est impossible, à moins qu'on n'admette la génération spontanée de la bactéridie. Harcelé par des contraditions incessantes, il étudie les propriétés et la résistance vitale de ces bacilles, il découvre qu'ils peuvent se présenter dans deux états différents : la bactéridie qui n'a qu'une résistance relative à la chaleur, à l'alcool, à l'acide phénique, et les corpuscules germes ou « corps brillants » qui résistent incomparablement plus à tous les agents de destruction.

L'atténuation de la virulence, et sa conséquence pratique, la vaccination, est découverte; cette atténuation est connue suffisamment dans ses conditions de production pour expliquer par une sorte de vaccination l'immunité relative dont jouissent les animaux élevés dans certains milieux (moutons algériens). Enfin les cas d'apparition dits spontanés de la maladie sont expliqués, preuves en main, — par la conservation des bactéridies et des corps brillants dans la terre où ont été enterrés les cadavres d'animaux morts du charbon, conservation qui peut se prolonger pendant de longues années, — et par le retour de ces bactéridies à la surface du sol par l'intermédiaire des vers de terre. Bref, les conditions de propagation et de contagion de cette maladie sont démontrées avec une telle évidence et une telle surabondance de preuves que chacun se sent porté à généraliser à toutes les maladies contagieuses la doctrine du microbisme et du parasitisme, et cela d'autant plus facilement, que Pasteur faisait une démonstration analogue pour une autre maladie, le choléra des poules.

Découverte de la contagion surtout par des vues de l'esprit et une généralisation trop hâtive avec Fracastor ; suppression presque complète de la donnée contagion pour tout rapporter aux constitutions médicales avec Sydenham ; mise au premier plan de la fonction physiologique déviée et désordonnée avec Broussais, démonstration de la contagion et du parasitisme avec Pasteur : telles sont, croyons-nous, les quatre grandes phases par lesquelles a passé l'étiologie des maladies et qui ont marqué pour l'idée de la contagion des vicissitudes diverses.

Connaissances acquises ces dernières années sur la contagion. — Les progrès faits dans ces dernières années à propos de la contagion, résulteront des deux termes de comparaison suivants : la magnifique discussion académique sur l'infection purulente qui eut lieu en 1869 et 1871, et marqua l'aurore de la doctrine nouvelle; un extrait du livre de Cornil et Babès où ils résument les connaissances acquises actuellement.

1° La discussion qui eut lieu sur l'infection purulente, montra deux doctrines tout à fait opposées, au point de vue de la contagion : l'interprétation de M. Verneuil et celle de M. Guérin, d'une part, grands partisans de la contagion; celle de M. Chauffard, d'autre part, défenseur de la spontanéité morbide.

Interprétant différemment la nature de l'élément infectieux, virus traumatique ou « sepsine » pour M. Verneuil, miasme pour M. Alph. Guérin, ces deux chirurgiens soutiennent énergiquement la contagion de la maladie et ne diffèrent que bien peu dans l'interprétation de son mode de propagation. Tous deux professent que le « pus pur » n'a aucune propriété délétère, qu'il n'acquiert cette propriété qu'à la suite d'une altération spéciale qui produit la sepsine pour M. Verneuil, qui est le fait de l'intervention d'un miasme étranger pour M. Guérin. Tous deux admettent l'auto et l'hétéro-infection du malade. Tous deux encore admettent la contagion : « la sepsine étant un poison fixe qui s'attache à tous les corps solides, pièces de pansement, éponges, linges, charpie, instruments, doigts, vêtements du chirurgien, qui se dissout dans les liquides de la plaie et enfin se répand aisément dans l'atmosphère, à la faveur des débris desséchés ou poussières qu'elle charrie en si grande abondance et dans lesquels on reconnait des cel-

lules de pus ou d'épiderme, des filaments de linge, etc.-».
M. Guérin incrimine les miasmes de l'air comme vicia-
teurs des liquides des plaies, et conclut pratiquement à
l'excellence des pansements occlusifs, du pansement
par occlusion de Chassaignac, du pansement ouaté (dit
de Guérin). M. Verneuil, cherche les portes d'entrée du
poison septicémique : « Quel que soit son état molécu-
laire, dit-il, la sepsine enveloppe sa victime et cherche
une porte d'entrée. La peau, la muqueuse digestive
refusent à peu près complètement l'admission, au moins
tant que l'épiderme et l'épithélium sont conservés. La
surface cutanée entre autres, ne cède guère qu'à la vio-
lence, et le poison ne la franchit qu'à l'aide de l'effraction représentée par une inoculation directe ou l'existence d'une plaie antérieure... Il est plus difficile de savoir
si l'air (chargé de sepsine), s'introduisant dans les voies
respiratoires, peut entraîner avec lui jusque dans le
torrent circulatoire la sepsine dont il est chargé ».

En opposition à ces doctrines si affirmatives et que
soutient également M. Le Fort (1), M. Chauffard défend la

(1) Or, non seulement la contagion existe, mais nous savons comment elle s'exerce. Elle s'effectue par l'air de la salle qui transporte
sous forme de germes les poussières des pansements faits à des malades infectés; elle s'effectue surtout par nous, par nos aides, par nos
élèves. Elle a pour moyen de transport, le mors de nos pinces à pansement où s'est desséché le pus d'autres pansements; nos stylets mal
nettoyés, notre charpie imprégnée de miasmes, nos compresses mal
lavées, nos éponges qui servent également à tous nos malades, et ce
qui prouve que l'accusation est fondée, c'est que toutes les fois que
ces circonstances manqueront, nos insuccès diminueront de nombre,
c'est que toutes les fois que nous emploierons un pansement qui met
la plaie à l'abri de notre contact, à l'abri des poussières et des germes

doctrine de la spontanéité morbide. Pour l'éminent professeur de pathologie générale, la fièvre traumatique, la septicémie, la pyohémie sont dues à la réaction de la totalité de l'organisme, à une lésion, à un trouble local ; c'est l'ensemble de l'organisme qui fait ces différentes maladies, modalités différentes de la réaction organique suivant la nature et le siège du traumatisme, les conditions de milieu, d'encombrement, d'hygiène plus ou moins mauvaise, et ces agents extérieurs peuvent être combinés de manière suffisamment défavorable pour faire revêtir à la maladie le caractère spécifique. C'est l'organisme qui fait la maladie spontanément, qui la tire uniquement de son propre fonds et qui va l'élever, s'il est servi convenablement par les circonstances, à l'état de spécificité et de contagiosité. Il ne s'agit donc pas, dans l'infection purulente, d'un empoisonnement provenant de la plaie, mais d'une perturbation des grandes

les succès remplaceront les revers. Là est le secret des résultats favorables obtenus par nos collègues étrangers dans leurs hôpitaux où l'on proscrit le cérat, la charpie sèche, où l'on n'emploie que le pansement humide, le secret des résultats obtenus par M. Alphonse Guérin aussi bien que par M. Maisonneuve, et s'il était permis de parler de soi-même, des résultats que nous obtenons depuis plusieurs années à Cochin...

 « *Lister (de Glasgow) a obtenu une amélioration notable dans les résultats par ses pansements à l'acide phénique et cela se conçoit, puisque, en lavant la plaie, en lavant ses instruments, en humectant ses doigts et ceux de ses aides dans un liquide antiseptique il détruit les germes de toute contagion.*

 « *(Extrait d'une lettre de L. Le Fort à Dechambre. Gaz. hebd., 4 août 1871)* ».

 À ce moment Lister avait donc démontré la contagion de l'infection purulente en concevant l'hypothèse des germes et en la justifiant par une prophylaxie certaine.

forces vitales; et cette perturbation est la conséquence d'une harmonie qui tend à s'établir entre la partie primitivement lésée et le tout.

Il y avait donc, en 1871, deux grands courants d'opinion sur la septicémie : l'un qui faisait de cette maladie une affection contagieuse et dans laquelle l'organisme était surtout passif, l'autre qui niait la contagion et attribuait à l'organisme tout le rôle actif. Depuis, le pansement de Lister, vulgarisé chez nous par M. Championnière, est venu démontrer et démontre encore chaque jour la vérité de la doctrine contagionniste. L'infection purulente, la fièvre puerpérale, l'érysipèle, toutes les complications infectieuses des plaies ont disparu de nos hôpitaux et l'excellence de la prophylaxie de ces affections prouve péremptoirement la vérité de la doctrine sur laquelle elle est basée. La doctrine microbienne démontrée vraie pour un certain nombre de maladies contagieuses, rendue probable pour d'autres, par des travaux qui demandent confirmation, est généralement admise pour toutes, par analogie.

2° « Pasteur a établi le rôle des micro-organismes dans la pyohémie, la septicémie et la putréfaction; il a donné dans l'étude du choléra des poules un modèle des recherches de ce genre, il a de plus trouvé le moyen d'atténuer certains virus et de les transformer en vaccins préservatifs. L'atténuation des virus du charbon, du choléra des poules, de la rage, du rouget des porcs, a acquis à notre illustre compatriote « la reconnaissance des peuples et l'admiration des savants ».

« En même temps et sur tous les points de l'horizon scientifique apparaissent de nouveaux travaux confirmant l'importance du rôle des micro-organismes dans la pathogénie des maladies, non seulement des maladies aiguës infectieuses, telles que la variole, la rougeole, la diphthérie mais aussi des maladies aiguës et chroniques dans lesquelles la contagion était soupçonnée plutôt que démontrée (Cornil et Babès. Les bactéries, 2ᵉ édit., p. 2).

Aujourd'hui, la théorie microbienne est très généralement admise : elle est la seule qui donne une explication rationnelle des faits cliniques, qui s'appuie sur les recherches microscopiques, l'expérimentation, la méthode des cultures et qui ait été confirmée par la découverte des virus vaccins, les inductions prophylactiques qu'on en pouvait faire. Mais qu'est-ce que le microbe ou, en d'autres termes, quelle est la nature du principe contagieux des maladies ?

Deux interprétations principales sont en présence.

L'une considère le microbe comme un individu, végétal ou animal, défini, un parasite infiniment petit. Les espèces de microbes seraient très nombreuses comme le sont celles des animaux et des végétaux ordinaires. Telle espèce de microbe produirait une maladie, telle autre espèce une autre maladie. Les individus de certaines espèces pourraient se présenter sous plusieurs états : le microbe du charbon, par exemple, peut se présenter sous forme de bacilles et sous celle de corps brillants, comme on voit les insectes, par exemple, se présenter à l'état de larves, de chenilles, d'insectes parfaits. Les espèces seraient-elles tranchées chez ces infiniment petits comme elles le sont chez les espèces supérieures ? Oui, du moins dans une certaine mesure, à en juger par l'atténuation possible des microbes par leur culture dans des conditions spéciales, et le retour de ces cultures atténuées à leur virulence première par un changement de milieu approprié. Il s'agirait donc bien de parasites infiniment petits, différant des parasites ordinaires par leurs dimensions microscopiques et leur siège dans l'intérieur de l'organisme au lieu de la surface de la peau.

Une interprétation toute différente de la précédente est encore donnée. Elle repose sur la théorie des microzymas de Béchamp. Nous ne pouvons mieux l'exposer qu'en reproduisant un fragment d'une lettre de M. Grasset, de Montpellier, à M. Debove sur le parasitisme de la tuberculose (Semaine médicale du 24 mai 1883).

« Vous concluez du bacille et de sa culture au parasitisme comme tout le monde. C'est là ce que je ne puis pas admettre.

« Pour que le bacille soit un parasite, il faut que ce soit un être à part comme le tænia ou l'acarus, sans analogue possible dans l'économie saine ou malade. Mais si les bactéries sont des éléments anatomiques comme la cellule géante, toutes les recherches récentes, tout en restant pleines d'intérêt, ne démontrent plus aucunement la nature parasitaire de la tuberculose, toute la question est donc de savoir si dans des circonstances anormales, morbides particulières, on ne peut pas voir se développer des bactéries dans l'organisme sans pénétration aucune de germe extérieur, uniquement par la transformation des éléments normaux de nos tissus.

« Eh bien, sur ce point, MM. Béchamp et Estor, dont j'ai beaucoup suivi les travaux, me paraissent avoir démontré nettement :

1° Qu'il existe dans nos tissus des granulations moléculaires, éléments derniers de divisibilité physiologique ;

2° Que ces granulations moléculaires peuvent, en dehors de l'organisme, être cultivées dans les milieux appropriés et vivre en ferments de leur vie propre ;

3° Que les mêmes granulations sont susceptibles, dans certaines conditions anormales ou pathologiques, de se transformer en bactéries.

« Des expériences concluantes prouvent ces faits : des morceaux de foie jetés immédiatement dans de la paraffine, de l'acide chromique ou même un alliage fusible présentent dans leur centre des granulations associées et des bactéries au bout d'un certain temps ; il n'y a pourtant là rien de parasitaire. De même, dans les cas pathologiques où Estor a trouvé également des bactéries.

« Dès lors les granulations isolées ou associées (en 8) et les bactéries ne sont nullement des parasites, des êtres à part, greffés sur l'organisme. Ce sont des éléments histologiques rien de plus.

« Remarquons bien que toutes les fois qu'on découvre de nouveaux éléments histologiques, on croit trouver cette spécificité de forme, cet élément caractéristique. On fait aujourd'hui pour la bactérie ce qu'on a fait pour la cellule cancéreuse et tuberculeuse, pour la cellule géante, etc. Et puis des études plus complètes démontrent toujours que cette spécificité de forme n'existe pas, qu'il n'y a qu'une spécificité de fonction.

« Je suis convaincu que c'est dans la doctrine de Béchamp et Estor qu'est le seul moyen de conciliation entre les médecins et les chercheurs actuels. Les droits de l'organisme, la spontanéité morbide sont trop négligés si le furoncle a besoin d'un germe extérieur pour se développer, tandis que tout s'explique en clinique si ces bactéries peuvent être produites par la transformation morbide des éléments normaux de nos tissus.

« Notez de plus qu'ainsi on n'attaque que les interprétations de M. Pasteur et nullement les faits. Ce qu'il a fait de plus beau, ce sont les vaccinations. Or ceci s'accorde bien mieux avec l'ancienne théorie des virus qu'avec l'idée de parasitisme. Quel est le parasite qui peut être atténué et donner l'immunité pour lui-même? (Grasset).

Définition et acception du mot contagion.

L'historique de la contagion est encombrée d'une foule de mots: infection, contagion médiate ou immédiate, spécificité, contage, miasme, virus, caractère sporadique, endémique, épidémique d'une maladie, etc., etc., mots dont l'acception, tout en présentant un certain caractère de fixité, a cependant beaucoup varié, suivant les époques et suivant les auteurs qui les ont employés. On s'est querellé sur ces mots, on leur a donné une signification conventionnelle d'après leur étymologie ou d'après une conception à priori de certains faits et puis on a voulu, bon gré mal gré, qu'ils s'appliquassent aux faits nouveaux qu'on découvre chaque jour sans se demander s'il y a réellement concordance entre la réalité des faits et la valeur conventionnelle des mots qui doivent les exprimer. Aussi, croyons nous devoir donner une définition de la maladie contagieuse.

Une maladie est contagieuse quand du fait de l'existence d'un individu malade un individu sain peut être atteint de cette maladie.

Cette définition est très large, nous la croyons cependant conforme à l'état actuel de la science sur la question, et conforme aussi à l'acception populaire du mot contagion qui est la propriété d'une maladie « qui se gagne » quel que soit le mode suivant lequel elle se gagne.

Nous la comparons à celle d'Aglada qui est admise par Trousseau et Peter et qui est ainsi formulée : « La contagion est la transmission morbide de l'individu malade à un ou plusieurs individus par l'intermédiaire d'un principe matériel étant le produit d'une élaboration morbide spécifique, lequel principe communiqué à l'homme sain détermine chez lui les mêmes phénomènes, les mêmes expressions symptomatiques que les phénomènes, les expressions symptomatiques observées chez l'individu d'où il est parti. » Les restrictions que comporte cette définition au sujet des parasites de la peau, de certaines affections nerveuses, telles que celles des choréomanes du moyen âge, de certains actes physiologiques tels que le rire et le bâillement, nous paraissent au moins inutiles. En effet, le rire, le bâillement, les parasites de la peau, constituent ou ne constituent pas une maladie ; si oui, la définition de la contagion doit les comprendre ; si non, elle n'a pas à s'en occuper. Quant aux affections nerveuses, à ces danses effrénées, à ces choréomanies du moyen âge, elles ne se sont transmises qu'à des individus préalablement malades et non à des individus parfaitement sains. La définition que nous proposons, aussi bien que celle d'Aglada, laisse donc ces cas en dehors de son cadre. Enfin le principe matériel en tant que « produit d'une élaboration morbide spécifique » est à démontrer, et nous pensons qu'on peut donner une bonne définition de la contagion sans la subordonner à une conception doctrinale insuffisamment démontrée.

Nous nous en tiendrons donc à la définition donnée ci-dessus et nous ajouterons que nous comprenons l'agent contagieux envisagé en général, comme un élément doué de la propriété de se reproduire et de se multiplier indéfiniment dans l'organisme ou dans d'autres milieux, pouvant, en dehors de l'organisme, conserver ses propriétés et être soumis à toutes les fluctuations des éléments infiniment petits, s'attacher à tout objet, quel qu'il soit, flotter dans l'air ou nager dans les liquides, pénétrer dans l'organisme par tout point de son tégument externe ou interne, avec ou sans effraction. Reste à déterminer, pour chaque élément contagieux particulier, chaque espèce de microbe, pour employer le langage du jour, les différentes parties de cet ensemble qui lui conviennent particulièrement.

B. — DE LA CONTAGION DE LA DIPHTHÉRIE

La diphthérite décrite par Bretonneau a été reconnue et déclarée contagieuse par l'immortel médecin de Tours. Divulguée et propagée à Paris par Trousseau, son caractère contagieux tomba quelque peu dans l'oubli et son développement, dans les cas sporadiques et dans les épidémies, fut interprété autrement que par la contagion. On invoqua le génie épidémique, la possibilité pour la maladie d'acquérir le caractère contagieux dans certains cas, ainsi qu'en témoigne cet extrait de l'article Croup du Compendium :

« Rosen, Wichman, Gœhs, Gregory soutiennent que le croup est contagieux. Nous ne rapportons pas ici les faits que l'on a apportés à l'appui de cette opinion ; seulement nous ferons remarquer que par cela même que deux ou trois enfants succombent successivement dans une maison, on n'est pas en droit de conclure qu'il y a contagion, car l'influence épidémique régnante détermine souvent les mêmes effets. Aussi, beaucoup d'autres à l'exemple de Walhbom, Rumsey, Haase, restent-ils dans le doute, tandis que d'autres, comme Michaels Home, Jurisse, Albers, Saachse, Valentin, Royer-Collard, rejettent toute idée de contagion. Nous croyons qu'il est imprudent de se prononcer d'une manière décisive surtout quand les ouvrages fourmillent de faits que l'on peut opposer les uns aux autres. C'est ainsi que Lobstein, Bretonneau, Guersant, rapportent des observations où l'on voit les sujets contracter le mal après avoir respiré l'haleine d'individus affectés, ou le transporter dans un milieu où aucun sujet n'était malade. On a dit que dans la plupart des cas où le croup paraît se communiquer par le contact médiat ou immédiat, il règne en même temps une angine pelliculaire ou pseudo-membraneuse, et qu'alors, le croup ainsi compliqué peut être contagieux sans que pour cela il en soit de même quand il est sporadique et simple : il y a dans ces assertions beaucoup de points litigieux qui exigent de nouvelles recherches. La constitution épidémique de l'atmosphère est une cause dont on ne peut nier la part active dans le développement du croup ».

« C'est surtout, dit Barrier (1842. Traité pratique des maladies de l'enfance), quand il est épidémique que les connexions du croup avec l'angine maligne sont évidentes ; et c'est dans les mêmes circonstances que le caractère contagieux de ces deux maladies ne saurait être mis en doute. »

Ces deux citations suffisent pour montrer l'incertitude de la science au sujet du caractère contagieux du croup à cette époque.

Dans la mémorable discussion académique sur le tubage de la glotte, où toute l'histoire de la diphthérie fut fouillée avec l'ardeur que donne la polémique, on ne parle guère de sa contagion, mais la contagion vient enfin s'imposer à l'esprit des médecins en les frappant eux-mêmes, et la mort de Valleix, de Henry Blache, de Gillette tirèrent enfin le monde médical des conceptions spéculatives sur la propagation de la diphthérie pour le ramener à l'enseignement qui se dégage de ces faits si malheureux.

Bretonneau reprend la plume (Archiv. de méd. 1855: « En vous voyant, mon bon Blache, vous et les vôtres, exposés aux dangers des contagions perfides, généralement niées ou mal comprises, je sens le besoin de vous parler des précautions dont j'ai constaté l'efficacité. Je ne veux pas vous imposer mes convictions mais je dois essayer de vous les faire partager. Malheureusement ici comme ailleurs, notre présomptueuse époque marche à contresens de la vérité en repoussant de toutes ses forces la croyance aux contagions. » Bretonneau expose sa doctrine sur la contagion de la diphthérie. Elle ne se propage que par inoculation, que par l'apport de la sécrétion diphthéritique à l'état liquide ou pulvérulent sur une muqueuse molle ou amollie, ou sur la peau dénudée de son épiderme ou de son épithélium. Des faits sans nombre, dit-il, démontrent que ceux qui soignent les malades ne peuvent contracter la diphthérie que de cette façon. « Depuis 1818, les faits fournis par les épidémies de diphthérie, qui ont pullulé dans le département d'Indre-et-Loire, ou qui se sont propagés dans ceux qui le circonscrivent, montrent de la manière la plus évidente que l'atmosphère ne peut transmettre la contagion de la diphthérie » et plus loin, au sujet du développement des épidémies « je ne puis assez le répéter, elle (la diphthérite) est importée par un sujet qui en est atteint ou par des objets imprégnés du principe contagieux. Oui, mille fois oui, c'est là que gît la vérité, c'est de là qu'elle est arrivée jusqu'à nous, cramponnée à la contagion, qui seule a transmis et seule transmet le mal égyptiac, car il est surabondamment démontré que température, saison, climat, nature du sol n'exercent qu'une influence secondaire et non une puissance procréatrice sur les effets mystérieux produits par les agents de la contagion. »

Cette doctrine de Bretonneau, appuyée par les exemples éclatants de contagion dont le monde médical fut victime, fixa la croyance à la contagion de la diphthérie. Quatre années plus tard, M. Bergeron soulevait à la Société médicale des hôpitaux la question de l'inoculabilité de la diphthérie, et rapportait deux observations qui pouvaient être interprétées dans ce sens. Henry Roger communiquait quinze observations portant sur 46 cas de contagion de diphthérie, et calculait la durée ordinaire de l'incubation de la maladie. M. Sée signalait des observations analogues dans lesquelles il affirmait la propagation de la maladie non seulement par contagion mais par inoculation. Enfin, en 1861, Trousseau dans ses cliniques était l'écho de l'opinion générale en écrivant : « Quant à la contagion de la diphthérie, si un instant on a oublié les observations de nos devanciers, celles de Rosen entre autres, et bien longtemps avant lui, celles de Cortesius, de Wedel, etc., personne aujourd'hui ne saurait la contester ».

En 1860, M. Peter publiait ses recherches sur la contagion, l'incubation, l'inoculabilité et la récidive de la diphthérie, faites à l'occasion d'une épidémie observée en 1858 (Gaz. hop., 1860). Mais il faut bien le dire, si le caractère contagieux de la diphthérie est admis, on n'a qu'une foi limitée dans ce mode de propagation ; on sait qu'on peut gagner la diphthérie en soignant et surtout en opérant les malades, qu'il est nécessaire d'éloigner les enfants d'une famille où il y a un malade, mais on croit à l'influence de beaucoup prépondérante des causes prédisposantes et aussi à celle non moins puissante de la constitution épidémique. La contagion est possible, mais en somme on suppose qu'elle a fort peu de chance de s'exercer, et il semblerait que si, d'une part, on conseille à ses clients de s'éloigner des malades diphthéritiques, on rit, d'autre part, de la pusillanimité de ceux qui n'osent approcher ces malades. En somme, ce qui est incontestable, c'est qu'en dehors de quelques protestations platoniques sur le danger de la promiscuité, dans les hôpitaux, des malades diphthéritiques, et de ceux qui ne le sont pas, on n'est pas suffisamment convaincu des dangers de cette promiscuité pour demander assez énergiquement et obtenir l'isolement des diphthériques. Et on ne peut réellement pas invoquer la résistance administrative, car il suffit de voir par comparaison ce qui a été obtenu, ces dernières années, pour les services d'accouchements. C'est que pour la fièvre puerpérale on était convaincu que le non-isolement tuait les femmes, et on n'avait fait que croire que le non-isolement des diphtériques tuait des enfants.

Dans ces dernières années la contagion de la diphthérie a pris une tout autre importance dans la science médicale, bénéficiant des résultats obtenus dans les recherches faites sur les autres maladies contagieuses, et qui lui furent appliquées par analogie. On crut même, sans l'avoir bien vu, à un microbe diphthérique et, conséquence logique, on donna à la contagion la prépondérance étiologique dans la propagation de cette maladie. On supprima de cette étiologie l'influence du génie épidémique, du moins en tant que puissance créatrice, et on se demanda même si la diphthérie spontanée était possible.

Du reste, les recherches microbiennes sur la diphthérie ne tardèrent pas à se faire. Klebs décrivit un microsporon diphthericum qui présente des bâtonnets et des microcoques (1873). Lœffler isola des bacilles, les cultiva et parvint à faire des inoculations positives sur des cobayes, des lapins et des oiseaux (Voir Cornil et Babès).

Nous concluons de ces études que :

La diphthérie est contagieuse :

Parce que les exemples de contagion fourmillent et que c'est par centaines que nous pourrions les invoquer. Nous nous contenterons de signaler les observations communiquées par H. Roger à la Société médicale des hôpitaux en 1859, celles publiées par M. Peter en 1860; les cas de contagion intérieure dans les hôpitaux d'enfants que nous signalons plus loin et tous les faits que nous invoquerons dans le cours de ce travail, notamment nos deux observations d'épidémie locale.

Parce que sa contagion est admise par l'unanimité des médecins, et est entrée dans le domaine du public extra médical.

Parce que sont définitivement abandonnées les explications antérieures données pour expliquer les cas de contagion par le génie épidémique, les constitutions médicales, la débilité constitutionnelle héréditaire ou acquise, la possibilité pour une maladie non spécifique d'acquérir par ses propres forces, sans l'intervention d'un agent spécial, le caractère spécifique.

Parce que l'ensemble des connaissances acquises sur les maladies contagieuses, surtout par la méthode des cultures inaugurée et perfectionnée par le génie de Pasteur est de tout point applicable par analogie à la diphthérie.

Parce que des recherches récentes, qui seront très vraisemblablement confirmées à bref délai, ont permis d'isoler des éléments microbiens susceptibles d'être cultivés hors de l'organisme et que ces éléments multipliés dans les cultures donnent des résultats positifs de diphthérie par inoculation à certains animaux.

Parce que la diphthérie a une période d'incubation ainsi que nous allons le montrer ci-après.

Nous citons une observation de contagion à titre d'exemple et nous choisissons précisément celle-là pour montrer que, si, à un moment donné, la contagion de la diphthérie a été laissée dans l'ombre à Paris parce qu'elle ne cadrait pas avec les idées d'alors sur la pathologie générale, cette contagion a toujours été admise par les médecins de province à même d'observer des faits plus convaincants, et moins préoccupés des doctrines générales.

Fait I. — Propositions sur l'angine couenneuse ou maligne par M. le Dr Lepage à Orléans (extrait du Journal des connaissances médico-chirurgicales, novembre 1833, p. 93).

(Extrait). L'angine couenneuse est évidemment épidémique et contagieuse.

On peut juger si je puis adopter une autre opinion que celle de la contagion d'après ce qui s'est passé sous mes yeux. Au mois d'avril 1827 je donnais mes soins conjointement avec mon confrère, le Dr Duverney, aux enfants du sieur Mor..., marchand de farine à Orléans, faubourg St-Vincent, n° 26. Dans l'espace de trois semaines, un petit garçon de six à sept ans, une petite fille de neuf ans et une autre petite fille de cinq ans périrent dans cette maison, de l'angine couenneuse. A cette même époque, la maladie ne régnait pas dans l'intérieur de la ville et à peine voyait-on quelques cas dans les quartiers malsains qui bordent la Loire. Le sieur Mor... a un beau-frère nommé Mail... également marchand de farine et qui demeurait alors rue d'Illiers, n° 8, dans la partie la plus élevée de la ville et dans un quartier très sain, très aéré où le mal de gorge n'avait pas encore paru. Cependant tout le temps de la maladie des enfants Mor... les sieurs et dame Mail... allaient et venaient sans cesse de chez eux au faubourg St-Vincent et du faubourg St-Vincent chez eux, tantôt seuls, tantôt accompagnés de quelques-uns de leurs enfants. Ils en avaient quatre, tous les quatre contractèrent la maladie à des degrés plus ou moins intenses et le plus jeune à peine âgé d'un an, succomba en huit jours, de cette affreuse maladie. La maison du sieur Mail... fut la seule atteinte dans le quartier.

Fait II. — Un autre fait moins concluant peut-être, mais qui mérite pourtant d'être cité, a eu lieu dans la clientèle de notre confrère, M. le Dr Latour aîné qui me la rapporte. Chez M. C..., riche propriétaire de notre ville, neuf individus furent atteints successivement de l'angine couenneuse. La maladie se déclara d'abord chez l'un des enfants et bientôt M. C..., lui-même, tous ses enfants, et tous ses domestiques en furent atteints.

Ce fait prouve, sans réplique que l'angine maligne est épidémique et le fait précédent prouve ce me semble, d'une manière péremptoire, qu'elle est contagieuse.

INCUBATION DE LA DIPHTHÉRIE — SA DURÉE

On reconnaît généralement aujourd'hui une période d'incubation à la diphthérie. Il est prouvé que la maladie est contagieuse, qu'elle présente de nombreuses analogies avec les fièvres éruptives ; de par ailleurs l'expérience montre qu'il s'écoule souvent plusieurs jours entre le moment du contage et celui où la maladie se révèle : il est donc naturel de considérer comme temps d'incubation celui qui commence au moment du contage et finit quand la maladie se manifeste.

Remarquons cependant qu'on interprète actuellement la période d'incubation comme le temps nécessaire à l'élément pathogène, au microbe, pour se développer se multiplier et envahir l'économie d'une manière suffisante au développement des manifestations pathologiques. Or si l'on donne ce sens précis au mot incubation, il n'est pas absolument démontré que la diphthérie ait une période d'incubation. On peut expliquer différemment les quelques jours écoulés entre les rapports avec un malade et le développement de la maladie. Il suffirait par exemple d'invoquer une contagion médiate retardée. Je m'explique.

Fait III. — J'ai observé, quand j'étais interne à l'hôpital de

Berck le fait suivant: une fillette de dix ans, demeurant à Passy-Paris est désignée pour Berck. La veille du jour du départ elle vient, conformément aux dispositions administratives, passer la nuit à l'Enfant-Jésus. Elle part pour Berck et, 11 jours après, on constate qu'elle a une angine diphthérique, dans une localité et dans un hôpital où depuis plusieurs mois il n'y pas avait eu un seul cas de diphthérie.

Il est naturel de penser que la maladie à été contrac-tée à l'Enfant-Jésus et qu'elle a eu une incubation de onze jours, mais il serait impossible de démontrer erronée l'interprétation qui dirait que l'enfant a recueilli sur ses vêtements, sur des jouets, sur un objet quelconque le principe contagieux et que ce principe contagieux n'a été mis en rapport avec elle que onze jours plus tard. On pourrait encore dire : l'angine n'a été revélée qu'après onze jours, mais qui vous dit qu'elle n'existait pas déjà depuis onze jours, non pas à l'état d'angine blanche sans doute, mais à l'état d'angine rouge plus ou moins faible, suffisante cependant pour se révéler objectivement ou fonctionnellement à un œil assez exercé ou à un malade qui se serait observé attentivement.

Nous signalons simplement ces objections que nous croyons de très faible valeur, et nous n'hésitons pas à admettre que la diphthérie a réellement une période d'incubation, surtout parce que cette manière de voir cadre absolument avec la manière générale dont la mala-die est connue et interprétée.

Quelle est la durée de cette période d'incubation ? Nous connaissons 49 cas où cette durée est notée : 34 appar-tenant à M. H. Roger et communiqués à la Société médi-

cale des hôpitaux en 1859 ; 12 appartenant à M. Peter
et publiés dans la Gazette des hôpitaux en 1860, trois qui
nous sont personnels : le Fait III et les deux que voici :

Fait IV. — Mme Hoc... (voir plus loin l'épidémie de Berck)
atteinte d'angine diphthérique, s'en va au marché à 3 kilomètres
de chez elle, cause de son mal et montre sa gorge à une de ses
amies, Mme Parm..., atteinte de phthisie pulmonaire et peut-
être d'ulcérations tuberculeuses de la gorge. Le contage avait
lieu à 8 heures du matin, le soir du même jour à 10 heures,
Mme Parm... avait une angine diagnostiquée diphthérique
et traitée comme telle par M. Mahé, médecin de Berck.

Dans ce cas la durée de l'incubation a été de 14 heures au plus. Elle n'a peut être été si courte que par les
ulcérations pharyngiennes d'origine tuberculeuse que
devait avoir la personne contaminée.

Fait V. — Angulo, externe de M. Simon à l'Enfant-Jésus, fait
pendant les vacances la suppléance de l'interne de service. A
son premier jour de garde il pratique d'urgence sa première
trachéotomie. C'était un samedi dans l'après-midi. La trachéotomie est bien réussie quoique faite un peu lentement. Les collègues aînés qui aidaient à l'opération n'ont pas dû prendre le
bistouri ou la canule pour achever l'opération. Enchanté de
son succès opératoire, Angulo s'en vient le lendemain dimanche
raconter au Dr Dhomont, de qui nous tenons ces détails, les
péripéties et les émotions de sa première opération. « Il avait
eu du sang et des membranes plein la figure, mais ça, ce n'était
rien, on se lave et puis c'est tout ». Le mercredi suivant, ce malheureux garçon se mettait au lit pour une angine diphthérique
et ne se relevait plus.

Dans ce cas la durée de l'incubation a été de 4 jours.

En réunissant dans un tableau la durée de l'incubation dans les 49 cas dont nous disposons, nous obtenons les résultats suivants :

La durée de l'incubation a été de :

Quelques jours dans	17	cas
Plus de 8 jours —	2	—
12 heures —	1	—
2 jours —	2	—
3 — —	1	—
4 — —	5	—
5 — —	3	—
6 — —	4	—
7 — —	4	—
8 — —	3	—
10 — —	1	—
11 — —	1	—
12 à 15 — —	4	—
17 — —	1	—

En résumé : *la durée habituelle de l'incubation de la diphthérie paraît être de quatre à sept jours ;* elle peut être beaucoup moins ou beaucoup plus longue.

Proposition II. — LA DIPHTHÉRIE EST TRÈS PROBABLEMENT INOCULABLE

Inoculabilité de la diphthérie.

La diphthérie est-elle inoculable? C'est très probable. Est-ce démontré? M. Grancher dit oui (1); M. Cornil dit non (2). Cette contradiction provient de ce qu'il n'y a pas seulement une question de fait, il y a aussi une question d'interprétation.

Les faits que nous avons pu recueillir dans la science et qui ont été donnés comme cas d'inoculation de diphthérie sont peu nombreux. Il est vrai que si on les interprète comme tels, on pourrait les multiplier, et plusieurs observations que nous rapportons dans le cours de ce travail pourraient être invoquées aussi bien que ceux que nous allons citer, comme des cas d'inoculation. Tels sont notamment les Faits IV, V.

On connaît les essais heureusement infructueux d'inoculation faits sur eux-mêmes par M. Trousseau et par

(1) Semaine médicale, 1886, p. 289.
(2) Les Bactéries (Cornil et Babès).

M. Peter. Ces faits sont bien connus : il est inutile de les
détailler ; leur résultat négatif leur enlevant toute valeur
pour résoudre la question.

Fait VI. — Le cas rapporté par Trousseau dans l'épidémie
de Sologne d'une mère qui allaite son enfant atteint de diphthérie
et qui présente sur les deux seins des plaques de diphthérie.

Fait VII. — Le cas du collège de La Flèche où régnait une
épidémie de diphthérie. Un enfant affecté d'engelures aux pieds
marche pieds nus sur le pavé de l'infirmerie imprégné des crachats d'un camarade qui couchait près de lui et qui était malade
de la diphthérie. Cet enfant présenta bientôt entre les doigts
de pieds des eschares membraneuses (Guersant. Dict en 30,
T. III, p. 128).

Fait VIII. — Herpin de Tours pratique une cautérisation sur
un enfant atteint de diphthérie pharyngienne. L'enfant tousse
et lance violemment des crachats. Une fois les produits de l'expulsion pénètrent dans la narine de l'opérateur, qui obligé de
continuer sa cautérisation, ne peut ni se laver ni s'essuyer.
Quelques jours plus tard le médecin est atteint de coryza, puis
d'angine diphthérique suivie de paralysie (Bretonneau. Archives de médecine, 1855, p. 10).

Fait IX. — Valleix qui succombe intoxiqué 48 heures après
avoir reçu sur les lèvres la salive projetée par une quinte de
toux de la bouche d'un enfant qu'il examinait (Grancher. Semaine
médicale, 1886, p. 289).

Fait X. — Gendron de Château-du-Loir obligé de pratiquer

— 61 —

la trachéotomie reçoit sur les lèvres au moment de l'ouverture du canal aérifère, une pluie d'exsudations trachéales lancées par les efforts d'un accès de toux convulsive. Une diphthérie pharyngienne fut la conséquence immédiate de cet accident. Née sur une amygdale la phlegmasie spéciale gagna rapidement le larynx. Guérison. (Bretonneau, loc. cit., p. 13).

Fait XI. — Loreau aidant à une trachéotomie est piqué à l'index gauche le 20 novembre 1857. Phénomènes inflammatoires locaux. Douleur très vive. Réaction générale. Le 5 Décembre soit 15 jours après l'accident, angine diphthérique suivie de paralysie et transmise par contagion à sa femme (Bergeron. Soc. méd. des hôp., 22 juin 1859).

Fait XII. — Baudry, 25 mars : refroidissement et enchifrènement ; 27 mars, malaise, toux, coryza ; 28 mars, autopsie d'un diphthérique et légère piqûre à l'extrémité du pouce ; phénomènes inflammatoires et douleur très vive à l'endroit piqué, lymphangite ; 30 mars, angine très douloureuse qui n'est examinée et reconnue diphthérique que le 2 avril ; 4 avril, vésicules d'herpès sur la lèvre ; 10 avril, guérison complète (Bergeron, loc. cit.).

Fait XIII. — Enfant étranger atteint de diphthérie buccale. Nourrice lui donne à teter, reste saine mais donne diphthérie buccale et pharyngienne à son propre enfant. Embrasse son enfant sur la bouche et contracte alors diphthérie également buccale (Sée. Soc. méd. des hôp., 14 septembre 1859).

Fait XIV. — Docteur Gustin se pique au doigt en faisant l'autopsie d'un enfant diphthérique, le lendemain, le doigt est douloureux et œdématié, la plaie se couvre peu à peu de fausses membranes grises qu'on traite par des applications d'iodoforme.

Neuf jours après survient une diphthérie laryngée constatée au laryngoscope par le D' Aysaguer; la guérison fut lente mais sans paralysie (Grancher, loc. cit.).

Fait XV. — M. Albarran, interne de M. Grancher est mordu le 6 février 1886, à la paume de la main, par un enfant qu'il opérait. Trois ou quatre jours après sa morsure, sa plaie se recouvrait d'un exsudat grisâtre, adhérent, pelliculaire d'aspect nettement diphthérique. La plaie était douloureuse et acompagnée d'une adénopathie axillaire manifeste. Le traitement (pansements au sublimé, à l'iodoforme, cautérisations au nitrate d'argent) aboutit à la cicatrisation de la morsure qui paraissait complètement guérie à la date du premier mars. Ce jour même, M. Albarran fait une nouvelle trachéotomie, il reçoit sur la figure des éclaboussures de sang et de fausses membranes; quatre jours après la seconde trachéotomie et seize jours après la première, apparaissait une angine diphtéhrique (Grancher, loc. cit.).

Tels sont les faits cliniques invoqués pour démontrer l'inoculation. Ils démontrent tous la contagion de la diphthérie; ils sont tous sujets à critique si on les invoque pour démontrer l'inoculation. On pourrait du reste multiplier les faits semblables à ceux d'Herpin, de Valleix, de Gendron. La plupart des internes qui sont morts à Paris de diphthérie dans les hôpitaux d'enfants ont presque tous contracté la diphthérie de cette façon. Nous sommes heureux de l'occasion qui nous est offerte de saluer ici la mémoire de ces victimes du devoir professionnel, qui sont la gloire du corps de l'Internat des hôpitaux de Paris. Et c'est avec un sentiment de profond respect que nous nous associons à « la ville de Paris reconnaissante » dans l'hommage qu'elle rend à ces victimes de leur dévouement (1).

Dans les faits rapportés plus haut y a-t-il réellement inoculation ? L'inoculation suppose l'introduction par effraction dans l'organisme d'un élément virulent. Or, on voit bien dans les observations invoquées, le contact des exsudations diphthériques avec l'individu contagionné mais il n'est pas fait mention, du moins pour la plupart d'entre elles, qu'il y eût une éraillure, une desquamation, une dénudation sur la muqueuse ou la peau atteinte par

(1) On peut lire sur une des murailles les plus en vue de l'Enfant-Jésus ou de l'hôpital Trousseau un marbre noir avec ces inscriptions en lettres d'or :

<table>
<tr><td>

A LA MÉMOIRE
DE

HENRI GIPOULOU
Interne provisoire
Diphthérie (1875)

—

LÉOPOLD POIRIER
Élève en Pharmacie
Angine couenneuse
(1877)

—

ÉMILIE PERIER
Religieuse
Angine couenneuse
(1878)

—

ARTHUR PREVEL
Élève en Pharmacie
Variole (1878)

—

</td><td>

J. ABADIE-TOURNÉ
Interne en Médecine
Diphthérie (1879)

—

FERD. REVERDY
Externe
Diphthérie (1880)

—

JOSÉ ANGULO
Externe
Diphthérie (1880)

—

WILBIEN
Externe
Diphthérie (1885)

—

DUSSAUD
Interne provisoire
Diphthérie (1886)

</td></tr>
<tr><td colspan="2">

Morts Victimes de leur Dévouement
LA VILLE DE PARIS RECONNAISSANTE

</td></tr>
</table>

<table>
<tr><td>

A LA MÉMOIRE
DE

GOUGET
Externe
Diphthérie (1860)

—

GARY
Interne en Médecine
Diphthérie (1875)

—

HENRI CARETTE
Externe
Diphthérie (1876)

—

HERBELIN
Interne en Médecine
Diphthérie (1880)

—

JULIO ALPHONSO
Externe provisoire
Fièvre typhoïde

Morts victimes de leur dévoûment
La ville de Paris reconnaissante

</td></tr>
</table>

les exsudats. Et puis le fait même qui constituerait l'inoculation, est noté dans ces observations d'une manière bien trop vague pour qu'on en puisse conclure dans une question aussi délicate que celle de l'inoculation de la maladie. Du reste, si l'on admettait ces faits comme concluants, il faudrait admettre que la syphilis ne se gagne que par inoculation ! En effet les contacts qui transmettent la syphilis se rapprochent bien plus des conditions de l'inoculation que ne le font ceux mentionnés dans les faits ci-dessus. Or les mots contagieux et inoculable ont une acception ordinaire telle, qu'on dit toujours pour les cas cliniques que la syphilis a été contractée par contagion et non par inoculation.

Les faits expérimentaux d'inoculation de la diphthérie sont plus concluants. On sait que Bretonneau a fait des tentatives inutiles pour communiquer la diphthérite (Traité de la diphthérite, p. 85); que Reynal, d'Alfort, n'a pas été plus heureux en expérimentant sur des oiseaux. (Dict. méd. vét., Reynal et Bouley, II. p. 606).

Dans ces derniers temps, Lœffler est parvenu à isoler et à cultiver des bâtonnets tirés des exsudations diphthériques et à donner la diphthérie à des cobayes, des lapins des oiseaux et des singes. Mais il convient lui même que la preuve stricte de la valeur pathogénique du microbe en bâtonnet n'est pas faite.

Les résultats acquis dès aujourd'hui par ces expériences permettent d'espérer cependant que le temps n'est pas éloigné où le principe pathogène de la diphthérie sera isolé, cultivé et pourra être inoculé.

Nous concluons en disant que :

L'inoculabilité de la diphthérie est très probable.

Très probable parce que des faits cliniques nombreux tendent à le faire admettre ; très probable parce que des faits expérimentaux, récents, plaident dans le même sens ; très probable par induction : En effet il est acquis que la diphthérie est contagieuse, qu'elle a une période d'incubation, que par conséquent et sans préjudice des autres preuves expérimentales, elle est microbienne et que, logiquement, toute maladie microbienne doit pouvoir être inoculée.

Proposition III. — LE PRINCIPE CONTAGIEUX DE LA DIPHTHÉRIE SEMBLE AVOIR LES PROPRIÉTÉS QUE LA SCIENCE ATTRIBUE ACTUELLEMENT AUX MICROBES.

Diphthérie et Microbes.

Autrefois (1) quand on parlait du principe contagieux des maladies, on employait un certain nombre de mots à signification plus ou moins vague et qui par cela même avaient à peu près l'acception que chaque auteur voulait leur accorder. Le mot virus s'appliquait à un principe contagieux liquide ou en suspension dans un liquide ; il impliquait surtout : la transmission par inoculation, et la viciation du sang ; la syphilis était le type de la maladie à virus. Le terme de miasme supposait un principe contagieux aériforme ou en suspension

(1) On nous demandera peut-être pourquoi nous ne parlons pas en détail des recherches actuelles de la microbiologie sur la diphthérie. Nous n'avons rien de nouveau à dire ; la question est résumée admirablement bien dans le livre de Cornil et Babès qui se trouve dans toutes les bibliothèques. Et puis, quoi ? Nous aurions la satisfaction stérile de montrer que nous sommes au courant de la science, et de faire une aride exposition pour le prouver. Du reste, vivent les recherches du laboratoire et de l'expérimentation mais quand elles ont abouti à un résultat.

dans l'air : il impliquait l'absorption par les voies respiratoires et ne supposait nullement comme condition
nécessaire la reproduction dans l'organisme infecté et
la transmission ultérieure par contagion. Le mot germe
était beaucoup plus vague ; il convenait à tout et pouvait même ne s'entendre que comme semence de la
maladie. L'expression de contage était également très
vague, mais était acceptée plus généralement comme
principe contagieux d'une maladie se transmettant par
contact médiat ou immédiat. Enfin les termes d'agent
contagieux, d'agent infectieux avaient nécessairement
une acception différente suivant l'idée qu'on se faisait
des maladies infectieuses ou des maladies contagieuses.
Bien des médecins anciens, même, n'employaient guère
ces mots, et quand on cherche l'idée qu'ils se faisaient
des maladies contagieuses, de la rougeole, de la variole
de la scarlatine, ils se contentaient de caractériser ces
maladies d'un mot peu compromettant en les appelant
fièvre exanthématiques, fièvres éruptives. Si on cherche
le fond de leur pensée on peut le rendre à peu près de
la manière suivante :

Vous savez, eussent-ils dit, qu'en mettant du jus de
raisin dans des cuves à fermentation, il se produit bientôt le fait suivant : la liqueur s'agite, bouillonne ; des
courants en sens divers se produisent, le niveau du
liquide s'élève comme dans une sorte d'ébullition et
la liqueur rejette à l'extérieur toutes les impuretés qui
s'y étaient indûment introduites, puis, peu à peu, tout
s'apaise et la liqueur trouble jusque là, se change en un
liquide clair, homogène et généreux. Ce phénomène

mystérieux, c'est la fermentation. Or ce qui se passe pour le jus de la vigne peut se passer également dans l'organisme : le sang s'allume, bouillonne, et la fièvre, cette sorte de fermentation tend à chasser du sang les principes mauvais qui s'y sont introduits. La matière peccante est expulsée de l'organisme par toutes les issues, par la peau, par toutes les muqueuses et c'est ce qui produit à la peau : les éruptions ; sur les muqueuses : les catarrhes. Malheur au malade chez qui l'émonction cutanée ne se fait pas ; le flot de l'émonction se précipite alors sur les muqueuses et produit ces complications viscérales si souvent mortelles (1).

C'était une explication singulièrement ingénieuse et presque parfaite, cliniquement parlant, mais ce n'était qu'une comparaison et, en somme, quand il s'agissait de préciser quelque peu comment on comprenait l'élément contagieux qui se dégageait d'un malade et allait frapper un individu sain, on faisait des efforts d'imagination et malgré cela, on n'arrivait à rien.

On comprend que dans une pareille impuissance la découverte des germes et ferments en suspension dans l'air, par Pasteur, fut accueillie comme une véritable révélation ; comment la découverte des infiniments petits et celle de leur toute-puissance pour produire certaines maladies fut saluée avec enthousiasme et la fortune du mot microbe, dès qu'il fut prononcé. Quelques notes discordantes furent bien lancées dans le concert universel

---

(1) Cette comparaison était familière à M. Archambault pour montrer aux débutants la nécessité de favoriser, d'une manière générale la fluxion cutanée dans les fièvres éruptives.

des acclamations, mais on ne voulut pas les entendre, et la doctrine du microbisme et du parasitisme universel fut acclamée comme la grande inauguratrice des temps nouveaux. Et certes, c'était justice : cette doctrine, aussitôt appliquée, n'avait-elle pas rendu la puissance au chirurgien qui ne pouvait toucher au moindre furoncle sans exposer son malade à la mort par infection purulente; n'avait-elle pas rendu l'utilité à l'accoucheur qui ne pouvait examiner une parturiente sans l'exposer à la mort par fièvre puerpérale; n'ouvrait-elle pas aux yeux émerveillés du médecin des horizons nouveaux et la perspective tant désirée d'une thérapeutique et d'une prophylaxie enfin efficaces? C'était elle qui avait préservé de la mort des milliers de troupeaux par la vaccination préventive du charbon; qui avait sauvé la sériciculture et la viniculture françaises en faisant connaître la maladie des vers à soie et celle du vin. Qui donc acclamait Tyndall quand, parlant de Pasteur, il disait que l'éminent savant français avait par ses travaux évité à son pays des pertes pécuniaires égales à celles que lui avait infligées comme indemnité de guerre, la désastreuse campagne de 1870 ? Qui donc avait découvert le remède de la rage, remède absolu pour l'animal et qui le sera bientôt aussi pour l'homme, si ce n'est cette doctrine féconde ?

Mais par une tendance trop naturelle à l'esprit humain, on généralisa d'une manière immodérée, on vit des microbes partout, on en fit le *Deus ex machina* de toute question insoluble et, aujourd'hui, en interrogeant l'anémomètre du progrès scientifique, on sent que le vent qui gonflait les voiles du microbisme et du parasitisme a perdu de son impétuosité. Le microbe reste toujours incontesté, mais on sent qu'il n'est pas l'explication dernière, que tout n'est pas résolu parce qu'on a découvert un bâtonnet. On sent pour la tuberculose, par exemple, que toutes les richesses médicales acquises par nos devanciers existent toujours, qu'il n'y a qu'une notion de plus et une interprétation de changée, on sent que l'induction vous emporte à des hauteurs vertigineuses quand elle oblige à créer les mille et une espèces de microbes nécessaires pour accorder la doctrine microbiologique et la clinique ; quand elle fait concevoir tout un monde d'infiniment petits aussi variés en espèces que le monde ordinaire; quand elle suppose les combats acharnés que se livreraient entre elles les mille légions microbiennes dans un épouvantable *struggle for life* dont l'organisme humain serait le prix, et auprès duquel la lutte pour l'existence des animaux et des végétaux du monde accessible à nos sens, ne serait qu'un jeu.

Que restera-t-il de ces puissantes conceptions ? Il semble, et on y est autorisé par l'expérience du sort des doctrines médicales des âges passés, qu'on puisse comparer les innombrables travaux suscités par la doctrine actuelle à la robuste et puissante végétation d'une forêt vierge. Et, alors que le temps aura fait son œuvre, il n'en restera plus qu'une épaisse strate de faits définitivement acquis ajoutée à celles laissées par les doctrines antérieures et dont la superposition successive, élève peu à peu le terrain du domaine scientifique. Et, au point de vue de l'interprétation philosophique, on aura remonté encore d'un anneau la chaîne des causes secondes; puisse le progrès arriver un jour à la connaissance de la cause première des maladies !

Quoi qu'il en soit, l'interprétation actuelle des principes contagieux des maladies est le microbe et on entend par là un être vivant, infiniment petit, pouvant se reproduire indéfiniment et dont la pullulation dans l'organisme constitue une maladie spéciale pour chaque espèce de microbe déterminée.

Le principe contagieux de la diphthérie est-il un microbe ? Oui, sans doute, attendu :

Qu'on ne conçoit pas bien ce qu'il pourrait être autre chose ; que le principe contagieux de la diphthérie se comporte, autant qu'on peut en juger par ses effets pathologiques, comme se comportent les microbes dans les maladies où ils sont bien et dûment démontrés ; qu'on les a peut être trouvés en ce sens que Lœffler croit les avoir isolés, cultivés et qu'il a fait mourir d'une maladie ressemblant beaucoup à la diphthérie humaine les animaux à qui il a inoculé ses produits de culture. Nous conclurons en disant que :

Le principe contagieux de la diphthérie semble avoir les propriétés que la science attribue actuellement aux microbes.

Proposition IV. — LA GENÈSE SPONTANÉE DE LA DIPHTHÉRIE EST FORT PEU PROBABLE.

Spontanéité de la diphthérie.

Longtemps la question de la spontanéité des maladies a été considérée comme une question de haute philosophie médicale. Actuellement elle semble se réduire à une simple question d'expérimentation.

Dans l'antiquité, deux systèmes principaux ont sollicité les suffrages des médecins pour la genèse de la maladie et ces deux systèmes étaient patronnés par les deux plus grands noms de la médecine antique, Hippocrate et Galien.

D'après la doctrine hippocratique, il y a dans l'homme malade deux éléments opposés, l'organisme et la maladie ; celui-ci attaque, celui-là se défend, il y a lutte entre les forces vitales et l'élément morbide ; entre la nature médicatrice et le principe morbifique. La maladie est donc une entité, un quelque chose d'étranger qui envahit l'organisme et qui sera victorieux ou vaincu.

Tout autre est la compréhension de la maladie chez Galien. Ce n'est plus quelque chose de spécial, une entité, mais une forme, une manière d'être de l'organisme. Les tissus, les fonctions doivent être dans un certain état variable entre les limites de l'état physiologique ; si les limites de l'état physiologique sont franchies, il y a maladie. Celle-ci est donc un mode, un état de l'être vivant. Avec Galien cette doctrine est le solidisme : l'état physiologique oscille entre un certain degré de strictum et de laxum des tissus ; ce certain degré dépassé, il y a maladie.

Depuis la Renaissance, la doctrine hippocratique et le galénisme se sont partagé avec des vicissitudes diverses les adhésions plus ou moins complètes des médecins, et, on comprend que, dans le sujet qui nous occupe, la spontanéité de la maladie, les deux doctrines poussaient à des solutions contraires, l'origine extérieure de la maladie pour les hippocratiques, son origine spontanée pour les galénistes.

Nous n'avons pas à prendre parti entre ces deux doctrines. La question que nous avons à résoudre est beaucoup plus restreinte : il s'agit de la spontanéité, non pas de la maladie en général, mais d'une affection déterminée à propriétés spéciales et connues, d'une maladie contagieuse et très probablement microbienne.

Les arguments donnés par les partisans de la spontanéité de la diphthérie sont de deux ordres : le raisonnement et les faits.

N'est-il pas évident, disent-ils, qu'en admettant même que tous les cas actuels de diphthérie sont le fait de la contagion, il a dû y avoir un premier diphthérique. Celui-ci a dû créer sa maladie de toutes pièces. Or ce qu'il a pu faire au commencement pourquoi d'autres ne le feraient-ils pas aujourd'hui ?

D'autre part, le nombre incalculable de faits où la diphthérie éclate sans qu'on puisse invoquer d'aucune manière la contagion ne prouve-t-il pas la possibilité de la genèse spontanée de la maladie ?

Ces arguments nous laissent froids.

Celui tiré de la nécessité d'un premier diphthérique n'a pas de valeur : on pourrait raisonner de même pour la syphilis, et pourtant nul ne peut, à notre époque, soutenir la genèse spontanée de cette affection. Il a bien dû pourtant y avoir un premier syphilitique, s'il y a eu un premier diphthérique. D'autre part, si bien des savants admettent la transformation des espèces vivantes pour les animaux et les végétaux, pourquoi ne pourrait-on admettre une transformation analogue dans les espèces microbiologiques ? Si le transformisme est très discutable dans le premier cas, il semble ne pas l'être du tout dans le second, puisque c'est justement sur cette sorte de transformation des espèces microbiologiques que repose toute la doctrine des virus-vaccins.

L'argument tiré du grand nombre de faits de diphthérie en apparence spontanée ne prouve pas grand'chose. De ce qu'on n'a pas trouvé la contagion, il ne s'ensuit nullement qu'elle n'existe pas. Est-ce que l'épidémie de Berck, que nous avons relatée, ne serait pas un cas superbe de genèse spontanée, si une paralysie diphthérique n'était venue révéler le premier coupable ? Trouve-t-on le point de départ exact d'un cas de rougeole sur cent et pourtant l'épidémie des îles Féroé racontée par Panum ne prouve-t-elle pas, avec toute l'évidence que peut avoir un fait négatif, que la rougeole ne peut naître d'une manière spontanée ? Les îles Sandwich n'étaient elles pas exemptes de tuberculose et de syphilis avant que les Européens n'y aient importé ces maladies, et pourtant, la genèse spontanée de la tuberculose n'a-t-elle pas été un dogme médical ?

Actuellement, la genèse spontanée de la diphthérie n'est pas une question de raisonnement mais une question d'expérimentation. Qu'on prouve que la diphthérie est due, comme le charbon, à un bacille spécial, et exclusivement à ce bacille ; qu'on prouve que ce bacille est bien un être vivant tout à fait étranger à l'organisme, et ne peut être considéré comme un microzyma ou quelque chose d'analogue, et la question de la genèse spontanée de la diphthérie sera résolue par la négative.

Malheureusement nous n'en sommes pas encore là, mais tout fait prévoir qu'on y arrivera. On est sur la voie du bacille depuis les cultures et les inoculations de Lœffler ; la théorie des microzymas de Béchamp est très généralement rejetée, par conséquent tout porte à croire que la genèse spontanée de la diphthérie n'existe pas.

Remarquons cependant que si Béchamp avait raison — non pas pour des maladies comme le charbon, la chose n'est pas discutable — mais pour quelques maladies, pour la diphthérie par exemple, la découverte du bacille de la diphthérie n'aurait pas fait avancer d'un pas la question de la genèse spontanée de la maladie. En effet, la théorie du professeur de Lille est la suivante : il admet dans l'organisme une force spéciale qui fait que l'individu s'accroît, reste stationnaire, décroît et meurt (1); cette force dirige la vie relative de tous les éléments cellulaires, de toutes les individualités histologiques dont l'ensemble constitue l'individu, mais à côté de cette *force directrice* il y a la vie propre et spéciale de chaque élément histologique réduit à son dernier degré d'analyse. Or chaque élément histologique, cellule ou granulation, a une vie indépendante telle qu'il peut, une fois sorti de l'organisme, conserver une vitalité suffisante pour agir comme ferment, et avoir toutes les propriétés de ceux-ci, c'est-à-dire se reproduire indéfiniment dans des milieux appropriés. Que l'organisme soit malade, et malade d'une affection spécifique, le microzyma peut être modifié dans sa manière d'être comme l'organisme tout entier est modifié par la maladie. Ce microzyma malade, ce ferment devenu morbide, pourrait aller reproduire chez un individu sain et, peut être sous une forme spéciale pour chaque maladie déterminée, la maladie de l'organisme dont il faisait primitivement partie. Ce microzyma ne serait autre chose que les petits corps microscopiques décrits et étudiés sous le nom générique de microbes. Or, s'il en était ainsi, les cas de contagion s'expliqueraient aussi facilement qu'avec la théorie du microbe, mais rien n'empêcherait d'admettre la genèse spontanée de la maladie. Je sais bien que la théorie de M. Béchamp a bien peu de partisans, mais la théorie du microbe laisse encore tant d'inconnues !

(1) C'est la doctrine du vitalisme soutenue par la faculté de Montpellier. Son exposition est parfaitement faite dans le livre « La vie » de Chauffard et dans les discours préliminaires des « Maladies du système nerveux » de Grasset.

Quoi qu'il en soit, nous concluons de l'ensemble de ces considérations et de tout ce que nous avons dit et dirons encore sur la diphthérie, que :

La genèse spontanée de la diphthérie est fort peu probable.

Limites de la diffusion atmosphérique spontanée du germe diphthérique.

Le fait suivant m'a été communiqué par mon regretté ami le Dr Dumez de St-Dié-sur-Loire (à 15 kilomètres de Blois) dans une conversation que j'eus avec lui, en l'accompagnant dans les longues courses que lui imposait sa clientèle. Nous nous ingéniâmes ensemble à trouver l'explication des particularités qu'il présente. Aussi, quoique je n'aie pas pris de notes, je me rappelle parfaitement tous les détails de l'observation qui me fut communiquée (1).

(1) Quelques mois après l'entretien auquel nous faisons allusion, notre bien regretté ami succombait, en quelques jours, à une pneumonie pernicieuse. Nous sommes très heureux de rendre hommage à sa mémoire en publiant cette observation qui lui appartient.

Epidémie de diphthérie dans une école communale commune aux garçons et aux filles. Une quarantaine d'élèves. Neuf cas de diphthérie, tous chez des filles.

J'ai observé dernièrement (octobre 1882) dans un village de ma clientèle, me dit le D' Dumez, un fait bien singulier: une épidémie de diphthérie frappant les petites filles et n'atteignant pas un seul garçon.

Onze malades, toutes filles.

Diagnostic indiscutable : chez plusieurs enfants j'ai pu recueillir des fausses membranes d'aspect diphthérique non douteux et qui ne se sont pas désagrégées dans l'eau, et puis, une de mes malades a vu son angine se compliquer de croup ; une autre est morte d'angine infectieuse.

C'est pour cette dernière que j'ai été appelé : on l'avait renvoyée de l'école communale : je constate une angine diphthérique, je prescris un traitement et, apprenant que, le matin, cette enfant avait encore été en classe, je vais à l'école du village prendre des informations. La classe était terminée, les enfants renvoyés chez leurs parents, je rends visite à quelques familles de mes clients et je trouve deux petites filles atteintes d'angine. Je retourne chez l'instituteur, je l'engage à fermer son école, ce qu'il s'empresse de faire. Les jours suivants je suis appelé à donner des soins à huit autres enfants atteints également d'angine diphthérique. Les onze malades atteintes sont toutes des filles. Il n'y a pas eu un seul garçon de frappé, j'en suis sûr, car je suis le seul médecin qui exerce dans ce village.

Je ne crois guère à l'influence prédisposante du sexe féminin dans la diphthérie ; du reste cette influence ne pourrait se manifester qu'après la puberté et aucune de mes malades n'était pubère : il y avait neuf enfants fréquentant l'école et deux, autres, sœurs d'élèves contaminées.

J'admettrais volontiers une contagion à l'école : Je ne vois pas d'autre explication possible, mais comment expliquer que les garçons n'ont pas été atteints ? Remarque que l'école est commune aux filles et aux garçons, que la salle d'école, que j'ai visitée, est une pièce rectangulaire disposée comme toutes les anciennes salles d'école : le pupitre de l'instituteur au milieu, à droite des bancs en amphithéâtre pour les garçons, à gauche des bancs en amphithéâtre pour les filles ; un couloir, de un ou deux mètres seulement, sépare les bancs réservés à chaque sexe. Remarque encore que pendant les récréations les enfants des deux sexes jouaient pêle-mêle sur une place qui se trouve devant l'école. Or il est bien singulier que les garçons n'aient pas été atteints. Je sais bien qu'on a signalé des séries de cas à l'hôpital frappant exclusivement tantôt des filles, tantôt des garçons, mais ceci n'est pas une explication.

Nous expliquons ce cas de la manière suivante : supposons le germe diphthérique doué des propriétés suivantes : qu'il ait un pouvoir de diffusion très limité, c'est-à-dire que le malade qui en constitue le foyer ne soit contagieux par diffusion du germe contagieux qu'à une très faible distance et nous nous expliquerons très bien que la petite fille qui a été la première atteinte n'ait pu diffuser le germe diphthérique au delà des quelques mètres qui, dans l'école, la séparaient du groupe des garçons ; qu'elle l'ait disséminé, au contraire, à ses compagnes du même sexe beaucoup plus rapprochées d'elle, si tant est que celles-ci n'aient pas été contaminées par un contact immédiat.

Si on admet notre interprétation, et elle sera confir-
firmée ultérieurement par les observations qui vont
suivre, il résulte de l'épidémie du Dr Dumez.

Fait XVI. — Que dans une école communale où se trouvent
deux groupes d'enfants : un composé de garçons séparé d'une
malade diphthérique par un espace de quelques mètres ; un
autre composé de filles en rapport beaucoup plus immédiat
avec la malade diphthérique: il n'y a pas une seule victime dela
contagion dans le premier groupe,il y en a huit dans le second.

Si nous exprimons ce fait dans une proposition générale,
nous dirons que : Le germe diphthérique si tant est qu'il puisse
se disséminer dans l'air et se transmettre par l'intermédiaire
de celui-ci, a peu de tendance à se transmettre à une distance
supérieure à quelques mètres dans une atmosphère calme
comme celle d'une pièce renfermée.

*Épidémie locale de diphthérie dans l'école communale de
Berck-sur-Plage. Deux foyers de contagion contaminant deux
groupes de personnes en rapport très immédiat avec eux, res-
pectant deux groupes de personnes en rapport moins immédiat avec eux.*

Le 31 janvier 1884. M. le Dr Cazin de Berck-sur-Mer, passant
devant la maison de M. Hochart l'instituteur de Berck-sur-Plage,
fut prié par celui-ci d'examiner Mme Hochart, un peu indisposée,
disait-on. Mme Hochart souffrait de la gorge, avalait difficile-
ment, mais n'en continuait pas moins son travail habituel.

M. Cazin examina Mme Hochart, puis demanda d'examiner
M. Hochart et ses cinq enfants, la bonne, les deux instituteurs
adjoints, les dix pensionnaires et les six demi-pensionnaires, en
un mot toutes les personnes de l'établissement. Le résultat de
ce premier examen fut, que Mme Hochart, trois de ses enfants

et deux pensionnaires étaient atteints d'angine diphthérique.

Le soir même, M. Hochart licenciait son école, confiait ses deux enfants non malades à un voisin M. Véniel, aubergiste, qui eut l'humanité de les accepter quoique prévenu des dangers auxquels il s'exposait, et M. Hochart restait seul avec sa bonne pour soigner sa femme et ses trois enfants malades.

Pour éviter de rapporter le germe diphthérique à ses 700 enfants de l'hôpital, et d'autre part pour combattre cette épidémie qui pouvait prendre des proportions redoutables si elle se propageait dans les nombreuses agglomérations d'enfants réunis à Berck, M. Cazin, dont j'étais alors l'interne, me demanda de m'adjoindre à lui, ce que j'acceptai volontiers, et m'engagea vivement à prendre minutieusement l'observation qui, à coup sûr, serait intéressante.

A la date du 31 janvier, il y avait donc six malades de diphthérie à la maison d'école, savoir : Mme Hochart, Florina, Emile, Camille Hochart et deux pensionnaires Dequizelin et Weisse qui retournaient immédiatement chez leurs parents aux environs de Berck.

Le 2 février, Camille Hochart, 2 ans 1/2, succombait du croup et de broncho-pneumonie. M. Cazin ne jugea pas à propos de l'opérer. Quelques heures plus tard, dans la même chambre où reposait le petit cadavre, je pratiquai la trachéotomie sur Emile Hochart 6 ans 1/2.

Le 6. Léon Hochart 5 ans, recueilli par Véniel, l'aubergiste était atteint d'angine et revenait chez son père.

Le 8. Victor Hochart resté chez Véniel était atteint de croup et d'angine, revenait chez son père et était opéré de trachéotomie par M. Cazin.

Le 12. Mme Hochart succombait. A ce moment Florina pouvait être considérée comme guérie; Léon avait encore des fausses membranes dans la gorge; Emile et Victor respiraient toujours par la canule introduite dans la trachée.

De par ailleurs :

Mme Parmentier-Macquet, 37 ans, demeurant à Berk-Ville, à

3 kilomètres de la plage était soignée, le 25 janvier, par M. Mahé, officier de santé, pour une angine diphthérique datant du jour même. Cette malade succombait de son angine le 5 février.

Le 7 février, Rivet, pensionnaire de M. Hochart, congédié le 31 janvier était soigné par nous d'une angine.

Le 10 février, Véniel 14 ans, fils de l'aubergiste qui avait pratiqué une si généreuse hospitalité, contractait une angine diphthérique qui dura six jours et se termina par la guérison.

Le 12 février, la fille, 3 ans, d'un marchand forain ambulant descendu depuis longtemps chez Véniel était frappé d'une angine qui dura cinq jours. Ces deux malades furent également soignés par nous.

Enfin, à la fin de février, alors que l'épidémie était terminée, Aubry, un des pensionnaires de M. Hochart considéré comme indemne de diphthérie à la visite du 31 janvier, présentait des accidents bizarres. M. Cazin, appelé auprès de lui à Montreuil-sur-Mer (15 kilomètres de Berk) constate une paralysie diphthérique généralisée, interroge l'enfant, n'en obtient d'abord aucun renseignement, mais apprend du père, dans une seconde visite, que l'enfant, quelques jours après son arrivée chez M. Hochart vers le 15 janvier, a eu un gros rhume et a rendu « comme une peau blanche » à un moment donné, ce qu'il n'a dit à personne.

En somme l'épidémie avait frappé treize personnes.

Mme Hochart et ses cinq enfants, quatre pensionnaires, Dequizelin, Wiesse, Rivet, Aubry, Mme Parmentier-Macquet qui succombait le 5 février, le fils de l'aubergiste Véniel, la petite fille d'un client de M. Véniel.

Elle avait respecté chez M. Hochart :

M. Hochart, sa bonne, ses deux instituteurs adjoints, six pensionnaires et les six demi-pensionnaires.

Son foyer primitif avait été la maison d'école; un foyer secondaire s'était développé à l'auberge de M. Véniel. En dehors de ces deux foyers, un cas, d'apparence isolée s'était produit à Berck-Ville.

En dehors de ces faits que nous pûmes constater, voici les

PLAN DE LA MAISON DE L'INSTITUTEUR DE BERCK-PLAGE

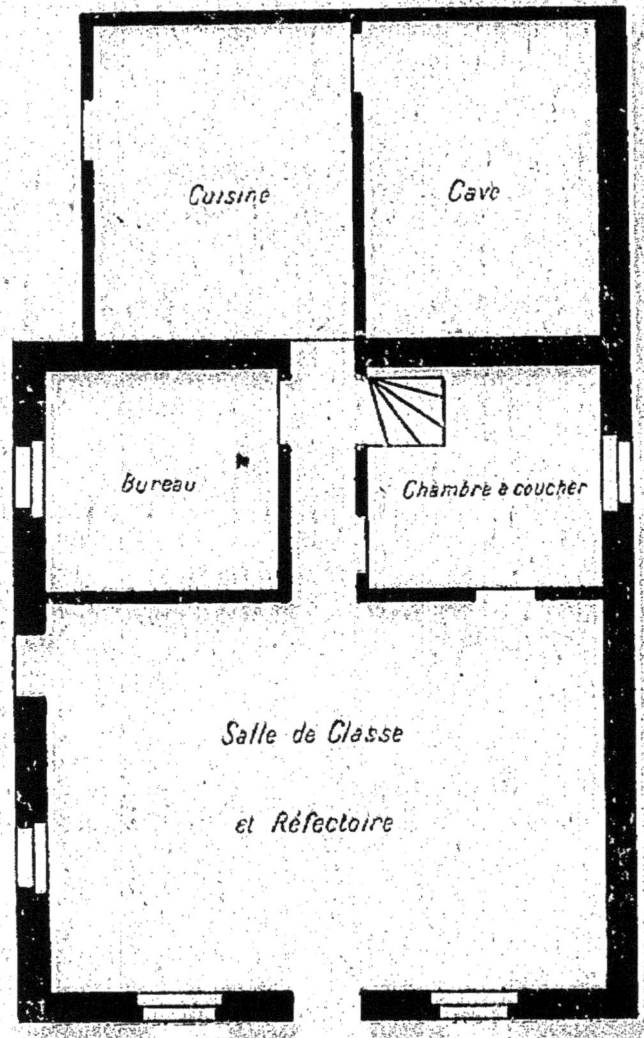

PLAN DU REZ-DE-CHAUSSÉE

PLAN DE LA MAISON DE L'INSTITUTEUR DE BERCK-PLAGE

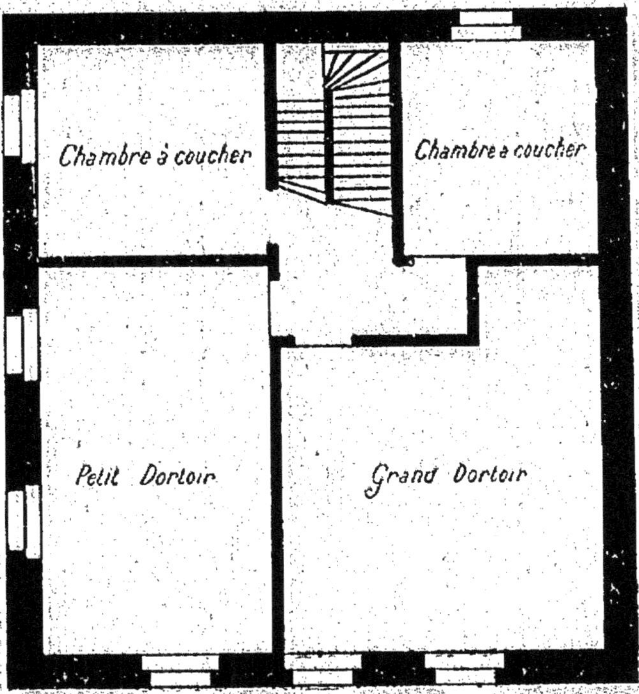

PLAN DU 1er ÉTAGE

renseignements dignes d'être signalés que nous recueillîmes :

1° Aucun cas de diphthérie n'existait à Berck avant l'épidémie actuelle. Il y avait eu, à Berck-Ville, une épidémie meurtrière de rougeole qui avait sévi sur les enfants des matelots. Il y avait des diphthériques à Montreuil, Boulogne, Étaples.

2° Aucun cas de diphthérie n'avait jamais eu lieu dans la maison d'école : cette maison était de construction récente.

3° Vers la mi-janvier, M. Hochart avait reçu de Montreuil sur-Mer un nouveau pensionnaire, Aubry, l'enfant à la paralysie diphthérique. Quelques jours après son entrée, cet enfant, se dit souffrant. M. Hochart crut à un peu de paresse ou d'ennui chez un enfant nouvellement pensionnaire, mais comme, en somme, l'enfant avait un gros rhume, il l'exempta de ses devoirs et leçons. Aubry passa les quelques jours de la manière suivante :

Pendant les classes (8 h. à midi ; 1 h. 1/2 à 4 h. 1/2) Aubry se tenait dans la salle d'école avec ses condisciples, mais sur une chaise, à côté du foyer et non sur les bancs communs dont il était séparé par une distance de deux mètres environ.

Pendant les récréations, au lieu de sortir, il se tenait soit dans la salle d'école, soit dans la cuisine, jouant, avec la petite Camille Hochart. Les deux enfants, l'un en raison de son indisposition, l'autre pour son jeune âge, étaient continuellement en contact, jouant ensemble sous la garde et la surveillance de Madame Hochart. De temps à autre pour un motif ou pour un autre les autres enfants Hochart venaient rejoindre leur mère ou leur petite sœur et se mettaient en contact avec le petit groupe formé par la mère et la petite fille.

Pendant les repas, Aubry mangeait, non pas avec ses condisciples, mais avec la famille Hochart qui faisait table séparée.

Enfin, pendant la nuit, Aubry ne jouissait plus d'aucun privilège, mais couchait dans le dortoir qui lui était affecté ainsi qu'à trois autres de ses condisciples.

4° Le 31 janvier Mme Hochart interrogée sur la date d'apparition de son affection en fixait le début à plus d'une semaine. Elle pouvait fixer cette date parce qu'elle se souvenait d'avoir à Berck-Ville montré sa gorge à une de ses amies qu'elle avait rencontrée au marché le 25 janvier. Ce fait s'était passé vers 8 heures du matin chez le pharmacien de Berck, M. Quettier, qui nous dit ultérieurement avoir parfaitement gardé le souvenir de ce fait.

Or la personne à qui Mme Hochart avait montré sa gorge était précisément Mme Parmentier-Macquet, prise de mal de gorge le soir même, et chez qui à 10 h. du soir M. Mahé, le médecin, constatait une angine couenneuse.

6° Aucun des six-demi-pensionnaires n'a eu la diphthérie.

Etudions cette observation :

Point de départ de l'épidémie. — Il est évident que la diphthérie a été apportée à Berck, dans la maison d'école, par Aubry, le nouveau pensionnaire, venu de Montreuil. Cet enfant était malade vers le 20 janvier et son angine a duré probablement jusque vers le 25-28 janvier.

En tout cas, de quelque manière qu'on interprète la contagion entre Aubry et Mme Hochart et sa fille Camille, il est certain que vers le 25 janvier il y avait au moins deux personnes infectées et malades, soit Aubry d'une part, Mme Hochart d'autre part.

Mode de propagation de l'épidémie. — Voilà, d'une part, une maison comprenant vingt-six personnes divisibles en quatre groupes ayant un mode de vivre relativement différent et placées dans des conditions de contagion différentes, savoir :

La famille Hochart : le père, la mère, cinq enfants, une bonne.

Six demi-pensionnaires.

Six pensionnaires du grand dortoir et un instituteur adjoint.

Quatre pensionnaires du petit dortoir et un instituteur adjoint.

Voilà, d'autre part, deux foyers primitifs de contamination : un pensionnaire, Aubry, premier foyer.

Mme Hochart et sa fille Camille ou l'une des deux seulement, second foyer.

Nous justifions l'existence de ces deux foyers par l'ordre chronologique des faits, ainsi qu'il résulte de ce que nous venons de montrer ci-dessus; et aussi parce qu'Aubry d'une part, Mme Hochart ou sa fille d'autre part, quoique en contact l'un avec l'autre, vivaient dans des milieux tout différents.

Les élèves n'avaient danger sérieux d'être contaminés que par Aubry : les membres de la famille Hochart n'avaient danger sérieux d'être contaminés que par leur mère ou leur sœur. Aubry se tenait dans la classe; Mme Hochart dans sa cuisine. Mme Hochart ne s'occupait des élèves que pour préparer leurs aliments. Quant aux enfants Hochart, ils étaient bien dans la salle de classe pendant les heures de classe, mais sur une table spéciale, loin des deux autres réservées aux élèves. Aux repas, la famille Hochart mangeait réunie sur une table à part.

Du reste si l'on n'admettait pas ces distinctions, nous ferons remarquer que nous n'invoquons dans l'analyse des faits qu'un seul foyer de contagion pour les élèves, qu'un seul aussi pour la famille Hochart, mais que si l'on tient à ce que les deux foyers de contagion aient pu agir à la fois sur les élèves et sur la famille Hochart, *ceci loin d'infirmer nos conclusions ne ferait qu'en doubler la valeur.*

Quant à la justification en quatre groupes des personnes exposées à l'agent contagieux, elle résultera de ce que nous disons ci-après.

Quels sont les rapports des demi-pensionnaires avec ces deux foyers de contamination. — 1° Avec Aubry ? Pendant les huit heures de classe quotidienne, ils se trouvaient dans la même pièce qu'Aubry, mais séparés de lui par un intervalle de quelques mètres, attendu qu'ils se trouvaient sur les bancs de la classe tandis que Aubry était assis sur une chaise près du foyer. Or cette légère distance a suffi pour les préserver tous de la contamination.

2° Avec Mme Hochart et sa fille ? La petite Camille se tenait près du foyer, comme Aubry, dans la salle d'école, pendant une grande partie de la classe. Pendant ce temps elle était surveillée par M. Hochart, ce qui permettait à Mme Hochart de vaquer à ses occupations. Mme Hochart venait de temps à autre dans la salle d'école pour entretenir le feu ou pour toute autre raison analogue. Les demi-pensionnaires se sont donc trouvés en rapport de voisinage presque aussi prolongé avec la petite Camille Hochart qu'avec Aubry. Or, malgré cette double chance de contamination, chance qui serait bien grande si on admettait la diffusion du germe diphthérique à une distance un peu considérable, aucun d'eux n'a été atteint.

. *Fait XVII.* — Six enfants vivant huit heures par jour dans la même place mais à quelque distance de deux enfants diphthériques, ont échappé à la contagion.

Ce n'est qu'un fait négatif, dira-t-on. Cela prouve tout simplement qu'ils n'étaient pas en état de réceptivité ? Nous montrerons tout à l'heure que tous les enfants qui se sont trouvés dans d'autres conditions de contamination ont été infectés ; — ou bien qu'ils étaient protégés par l'éloignement du foyer de contagion quand ils quittaient l'école pour retourner chez leurs parents. — Nous allons voir que les pensionnaires qui ne retournaient pas chez leurs parents et qui se sont trouvés dans les mêmes conconditions que les demi-pensionnaires ont tous résisté, ou bien on dira qu'il s'agit d'un simple hasard ? — Nous refusons d'admettre le hasard quand sur dix-neuf enfants exposés à la contagion, sept exposés à une contagion presque immédiate sont *tous atteints,* douze exposés à une contagion médiate sont *tous préservés.*

§ I. *Quels sont les rapports des six demi-pensionnaires du grand dortoir avec les deux foyers de contamination, Aubry et Camille Hochart ?* — Identiquement les mêmes que ceux des demi-pensionnaires, avec cette différence, qu'en dehors des heures des classes, les pensionnaires restaient au voisinage de la maison d'école et la nuit couchaient dans une chambre voisine de celles où reposaient les malades.

Or, de ces six pensionnaires du grand dortoir aucun ne contracte la diphthérie. Ce n'est donc pas six personnes mais douze qui vivent pendant plusieurs jours à quelques mètres de distance de plusieurs personnes atteintes de diphthérie et cela sans le moindre inconvénient.

La non-contamination des pensionnaires empêche d'attribuer chez les demi-pensionnaires la non-contamination de ceux-ci à l'éloignement temporaire du foyer de contagion du fait de leur retour, chaque soir, chez leurs parents.

Fait XVIII. — Six enfants vivant au moins huit heures par jour dans la même place, mais à quelque distance des deux enfants diphthéiques, se tenant le reste de la journée dans le [illegible] et couchant dans la même maison que les deux ma[illegible]appé à la diphthérie.

[illegible] les rapports des trois pensionnaires [illegible] avec les deux foyers d contagion Aubry [illegible] Camille Hochard ? — Identiquement les mêmes que ceux des pensionnaires du grand dortoir, mais avec cette différence qu'ils couchaient dans le même dortoir qu'Aubry. Or, ce fait seul a suffi pour que tous ces enfants soient contaminés par Aubry. Comment la contamination s'est elle effectuée dans le dortoir ? Par contact immédiat ? Par contact médiat mais à très petite distance : les lits étant très rapprochés ? Acceptons provisoirement l'acceptation la plus large et concluons que si le germe diphthérique a la propriété de diffuser dans

l'air, l'observation que nous rapportons implique qu'il ne peut le faire qu'à une très faible distance dans les conditions particulières où nous nous trouvons c'est-à-dire dans l'atmosphère tranquille d'une maison d'école.

Remarquons cependant que l'instituteur-adjoint qui couchait dans le petit dortoir a été épargné. Mais l'adjoint était un adulte, il se trouvait dans le dortoir moins d'heures que les élèves, puisqu'il se couchait beaucoup plus tard qu'eux; enfin, comme les enfants devaient avoir beaucoup plus de rapports de contact entre eux qu'avec leur surveillant, la non-contamination de l'instituteur adjoint tendrait à faire croire que c'est plutôt par contact immédiat que par diffusion dans l'air du germe diphthérique que les compagnons de dortoir d'Aubry ont été contaminés.

Fait XIX. — Trois enfants couchant dans le même dortoir qu'un diphthérique sont tous contaminés, douze autres enfants, vivant dans des conditions de contaminations identiques avec ce diphthérique, mais ne couchant pas dans le même dortoir que lui, sont tous respectés par la diphthérie.

§ 3. Quels sont les rapports des différents membres de la famille Hochard avec madame Hochard ou sa fille Camille? — A part les heures des classes où les enfants Hochart se trouvaient dans la salle commune, mais sur une table séparée et éloignée des autres élèves, toute la famille Hochart vivait en commun dans la cuisine. Les enfants vivaient sous la surveillance de leur mère dans les différentes pièces de la maison, et assez loin

des autres élèves qui jouaient à une certaine distance de la maison, ou qui (les demi-pensionnaires) retournaient chez eux. Aubry seul, vu son « indisposition » était assimilé aux enfants Hochart et augmentait encore les chances de contagion. Aussi la contamination des quatre enfants Hochard par leur sœur Camille ou par Aubry était presque fatale. C'est du reste ce qui eut lieu. M. Hochart et la bonne furent respectés. Pourquoi ? Admettons que nous n'en savons rien ; ceci n'infirme en rien les conclusions que nous allons tirer de l'ensemble de l'observation. La contamination des quatre enfants Hochart par leur sœur ou leur mère, ou Aubry, peut se formuler dans le fait suivant.

Faits XX. — Quatre enfants vivant en commun avec une sœur diphthérique, une mère diphthérique et un enfant étranger diphthérique ont tous contracté la diphthérie.

Il résulte de l'ensemble de cette observation que :

Sur dix-neuf enfants vivants : sept, en contact immédiat ou presque immédiat avec des diphthériques, douze, en contact moins immédiat, soit à une distance de quelques mètres seulement, de ces mêmes diphthériques, les sept premiers ont tous contracté la diphthérie, les douze autres ont tous échappé à la contagion (Ensemble des faits XVII, XVIII, XIX et XX).

Il est intéressant de rapprocher cette conclusion de celle que nous avons tirée plus haut de l'épidémie du docteur Dumez, à savoir que :

Dans une école communale où se trouvent deux groupes d'enfants : un composé de garçons et séparé d'une malade diphthérique par un espace de quelques mètres ; un autre composé de filles en rapport beaucoup plus immédiat avec la malade diphthérique, il n'y a pas une seule victime de la contagion dans le premier groupe, il y a huit victimes dans le second.

Si l'on veut bien remarquer la concordance des deux résultats dans deux observations d'origine toute différente, il nous sera permis de croire que nous avons démontré la proposition que nous avons annoncée, à savoir que, si la diphthérie a le pouvoir de diffuser dans l'air ses éléments contagieux, ce pouvoir de diffusion dans les circonstances ordinaires est très limité.

Les deux observations d'épidémie locale de diphthérie qui précèdent sont les seules que nous possédions et nous n'en avons pas trouvé d'autres dans la littérature médicale. Nous avons cherché d'autres documents. Les deux faits suivants qui se corroborent l'un par l'autre viennent à l'appui de la proposition que nous soutenons.

Fait XXI. — On sait qu'à Paris, deux hôpitaux, celui de Necker et celui de l'Enfant-Jésus sont absolument juxtaposés et séparés seulement sur une grande étendue par une simple grille en fer, de telle sorte que l'air des salles de l'Enfant-Jésus peut être parfaitement poussé par le vent sur celles de Necker et inversement.

On sait, d'autre part, que le nombre des « cas intérieurs de diphthérie » à l'Enfant-Jésus est extrêmement nombreux et atteint ou dépasse une centaine par année. (On appelle cas intérieur de diphthérie le fait d'un enfant qui, entré à l'hôpital pour une affection quelconque, contracte dans l'hôpital même la diphthérie, contagionné qu'il est par les diphthériques venus du dehors et soignés dans l'hôpital.

Or tandis qu'à l'Enfant-Jésus il y a une centaine de cas intérieurs de diphthérie par an sur un roulement annuel de cinq mille malades environ. Il est sans exemple qu'un cas intérieur de diphthérie se déclare à Necker, et pourtant les deux hôpitaux sont contigus et séparés seulement sur une très grande étendue par une simple grille en fer qui n'empêche nullement la circulation de l'air.

Fait XXII. — D'autre part, à l'Enfant-Jésus il y a toute une section d'enfants isolés qui vivent à part, dans des locaux spéciaux, avec un personnel spécial, et vis à vis lesquels des mesures assez rigoureuses sont prises pour les empêcher de communiquer avec les autres malades. Ces enfants isolés sont les teigneux, et ils sont isolés, non pas pour les protéger contre la diphthérie, mais pour empêcher les autres enfants de l'hôpital de contracter la teigne. Or, quoique le lieu de récréation de ces enfants (un endroit clôturé) soit situé entre le pavillon de diphthérie, et les salles de médecine et de chirurgie, *les cas intérieurs de diphthérie sont exceptionnellement rares chez les teigneux et ils sont très fréquents chez les autres malades de médecine et de chirurgie.*

Nous avons fait la statistique par salle de tous les cas intérieurs de diphthérie à l'Enfant-Jésus depuis le mois de juillet 1882 jusqu'en janvier 1886, soit pour une durée de trois ans et demi. Il y a exactement, par salle et par année, 1 cas intérieur chez les teigneux, 8 1/3 pour la moyenne d'une des autres salles. Et les 7 cas intérieurs chez les teigneux ont eu tous lieu à la fin de 1882 et au commencement de 1883, les 396 autres cas, qui ont eu lieu dans les autres salles se répartissent au contraire d'une manière régulière, mais progressivement croissante pendant toute la durée du temps sur lequel ont porté nos statistiques.

Enfin nous pourrions encore invoquer, pour appuyer notre démonstration, les deux seules communications sur la contagion de la diphthérie que nous ayons trouvées dans la littérature médicale, communications faites avec des détails et des observations suffisantes. Nous faisons allusion à la communication de M. H. Roger à la Société médicale des hôpitaux de 1859 et aux leçons de M. Peter sur l'incubation, la contagion et l'inoculabilité de la diphthérie publiées dans la Gazette des hôpitaux en 1860.

Fait XXIII. — M. Roger rapporte quinze observations de contagion de diphthérie. Dans deux seulement, les observations XIV et XV, la situation réciproque des malades est notée et dans ces deux cas *la transmission de la diphthérie s'est faite les deux fois de lit à lit.*

Fait XXIV. — Dans l'observation d'épidémie de diphthérie dans une salle d'hôpital citée par M. Peter et sujet de ses leçons, il est expressément noté que *la transmission de la diphthérie s'est faite de lit à lit, chez des enfants tous couchés du même côté de la salle* (1).

(1) Nous revenons plus loin sur cette observation dont nous ne donnons ici que la conclusion.

Nous avons encore trouvé un grand nombre d'observations d'épidémie de diphthérie dans les diverses publications périodiques, mais toutes avec aussi peu de détails que celles que nous rapportons dans les Faits I et II. On ne peut rien en conclure pour le sujet que nous étudions.

PROPOSITION VI. — LE PRINCIPE CONTAGIEUX DE
LA DIPHTHÉRIE PEUT DIFFUSER DANS L'AIR
DANS UN TRÈS FAIBLE RAYON. CETTE DIFFU-
SIBILITÉ SPONTANÉE EST LA RÈGLE QUAND LA
SOURCE DU POISON EST SUR LA VOIE DU COU-
RANT D'AIR EXPIRÉ; ELLE EST L'EXCEPTION
QUAND LA SOURCE DU POISON EST AILLEURS

Diffusibilité du contage diphthérique

Nous croyons avoir démontré que le principe contagieux de la diphthérie n'a qu'un pouvoir de diffusion
spontanée très limité. Remarquons cependant que la
démonstration que nous avons faite n'implique pas l'existence de ce pouvoir de diffusion spontanée. En effet, de ce
que nous avons prouvé, du moins nous le croyons, que
le domaine de la contagion de la diphthérie ne va pas
au delà de certaines limites, il n'en résulte nullement
que ce domaine ne reste pas en deçà de ces limites. Les
observations que nous avons citées sont peut être des
cas de contagion par contact médiat, mais rien ne prouve
que les légères distances, signalées dans ces observations
entre l'individu malade et l'individu contaminé par lui,
n'ont pas été franchies par les personnes au lieu de l'être
par le principe contagieux. Nous croyons cependant à la

possibilité de la diffusion dans l'air du poison diphthé-
rogène, et c'est cette croyance que nous allons motiver et
essayer de faire partager, en nous appuyant sur un fait
et sur le raisonnement.

Fait XXV. — Dans ses études d'hygiène publique (1886)
M. Ollivier rapporte le fait suivant dû à l'obligeance de M. Ri-
bemont : « Le regretté professeur Parrot fut un jour appelé à
donner ses soins à trois enfants de la même famille atteints
simultanément d'angine diphthérique : tous les trois moururent.
En recherchant les causes de cette affection, M. Parrot décou-
vrit que quelques jours auparavant, ces enfants avaient été con-
duits en promenade dans une voiture qui avait servi le matin
même au transport d'un jeune diphthérique à l'hospice des
Enfants-Assistés. » Notons, dit M. Ollivier, que, dans ce cas, les
sujets n'étaient déjà plus dans le milieu où fut prise la maladie,
qu'un certain intervalle s'était écoulé entre le moment où le
cocher avait débarqué le premier enfant à l'hôpital et celui où
d'autres étaient montés dans sa voiture ; que par conséquent,
l'agent de la contagion, enfermé dans un espace restreint, avait
conservé plusieurs heures son activité.

Comment expliquer ce fait ? Que des mucosités, des
débrits épithéliaux, des exsudats chargés du principe
contagieux soient restés dans la voiture et soient venus
ultérieurement au contact des enfants contagionnés ? Ce
serait un bien singulier hasard, surtout si l'on remarque
que les trois enfants ont été frappés simultanément.
Nous ne pouvons admettre cette explication. Il faut bien
alors opter entre les deux hypothèses suivantes : ou que
le germe diphthérique était en suspension dans la voiture quand les enfants contagionnés y sont montés, ou

que ce germe diphthérique d'abord en suspension dans l'atmosphère de la voiture s'est déposé sur ses parois et en a été chassé ultérieurement par les secousses imprimées au moment de la promenade. Cette dernière hypothèse nous paraît la plus vraisemblable, mais qu'on opte pour la première ou la seconde : elles impliquent l'une et l'autre l'existence, du moins à un moment donné, du poison diphthérique en suspension dans l'atmosphère de la voiture, à l'état de miasme comme on disait autrefois.

Ce fait est le seul que nous connaissions qui vienne à l'appui de notre proposition. Remarquons cependant que les faits XXVII et XXIII, que nous invoquons plus loin pour démontrer le transport à distance du germe diphthérique pourraient être également invoqués pour démontrer la diffusibilité dans l'air de ce germe, si on ne les interprète pas comme de simples faits de contagion par contact médiat.

En dehors des faits, il est un ensemble de considérations qui nous paraissent de grande valeur. Expliquons d'abord comment nous comprenons la diffusibilité dans l'air du poison diphthérique. Nous ne pensons pas que ce poison s'exhale des parties malades comme le font, par exemple, les principes volatils et odorants qui ont leur point de départ dans les fausses membranes et qui ont, comme toute matière volatile, la propriété naturelle de diffuser indéfiniment ; mais nous croyons que le principe contagieux, corps extrêmement petit, pullule là où il y a des fausses membranes, gorge, voies aériennes, surface dénudée de la peau. Siégeant sur la peau il a bien peu de tendance à se répandre dans l'atmosphère, et la diphthérie cutanée ne se transmet guère autrement que par contact immédiat ou médiat ; mais si le principe contagieux siège à la gorge, dans les voies aériennes, là, il est balayé continuellement par le courant d'air respiratoire, il est chassé au dehors et disséminé plus ou moins abondamment dans un tout petit rayon comme le serait de la poudre extrêmement ténue projetée par un pulvérisateur. L'air d'une chambre de malade, d'une salle d'hôpital peut ainsi devenir infectieux et donner la diphthérie aux personnes qui sont plongées dans cet air et qui le respirent. Après un certain temps de suspension dans l'air, le miasme diphthérique aura tendance comme tout corps pesant à se déposer sur le sol ou les différents objets de la pièce où il est en suspension.

Nous supposons qu'il en est ainsi, parce que cette manière de voir est la seule qui cadre avec l'ensemble de la doctrine que nous soutenons sur la contagion de la diphthérie ; parce que l'anatomie pathologique nous montre les fausses membranes se détruisant rapidement par une dégénérescence granulo-graisseuse qui la réduit en poudre plus ou moins ténue et facile à projeter au dehors par l'action mécanique de la colonne d'air expirée ; parce que si la diphthérie ne se transmettait que par contact direct comme la syphilis il est inadmissible que ce mode de transmission, facile à constater, ait échappé si longtemps à l'observation du monde médical ; parce qu'enfin les très nombreux cas de contagion à distance, sans que le contact direct ou indirect avec un objet ayant touché un malade puisse être constaté, ne pourraient s'expliquer semble-t-il si on n'admettait pas une certaine diffusion dans l'air du poison diphthérique. Nous conclurons ce chapitre par la formule suivante :

Le poison diphthérique peut diffuser spontanément dans l'air mais dans un faible rayon. Cette diffusibilité est la règle quand la source du poison est dans les voies aériennes; elle est l'exception quand la source du poison est sur la peau.

PROPOSITION VII. — LE PRINCIPE CONTAGIEUX DE LA DIPHTHÉRIE PEUT ÊTRE TRANSPORTÉ A GRANDE DISTANCE PAR LES PERSONNES ET PAR LES CHOSES. IL N'EST PAS IMPOSSIBLE QU'IL CONSERVE SON ACTIVITÉ LONGTEMPS EN DEHORS DE L'ORGANISME.

I. — TRANSPORT A DISTANCE

Il est démontré aujourd'hui que l'érysipèle, l'infection purulente, la fièvre puerpérale se transmettent à distance par les personnes, les objets, les instruments, etc., etc. Ces faits sont tellement connus, tellement prouvés et si universellement admis qu'il est inutile d'insister. Ce mode de contagion est également démontré pour la variole, la fièvre jaune, transmises à distance, et quelquefois au delà des mers, par des marchandises, des balles de coton, des objets quelconques. Existe-t-il quelque chose de semblable ou d'analogue pour la transmission de la diphthérie ? Oui : Voici des faits.

Nous extrayons de la Gazette des hôpitaux l'observation suivante due à Guersant et communiquée à la Société de médecine pratique, le 7 juillet 1859. Elle est intitulée : « Épidémie de diphthérite. Emploi du chlorate de potasse. » Nous la considérons comme un exemple du

transport à distance de la diphthérie par les vêtements,
les mains ou le bistouri du chirurgien. Et si c'était par
le bistouri ce serait peut-être le plus beau cas d'inoculation de la diphthérie à l'homme que l'on puisse trouver
dans la bibliographie médicale.

Fait XXVI. — Je veux vous parler ici de trois cas assez
singuliers qui se sont présentés dans ma pratique civile. Dans
un court espace de temps, j'opérai trois phimosis chez trois
enfants demeurant dans des quartiers différents et appartenant
à des familles vivant dans l'aisance. Trois jours après les
plaies se couvrent de diphthérie, et chez deux de mes malades
l'affection a gagné les amygdales. Dans les trois cas, j'administrai
le chlorate de potasse ; les enfants ont guéri. Mais ce qu'il y a
de remarquable, c'est que chez l'un de ces malades, la mère a
contracté la diphthérite dont elle a guéri ; chez un autre le père,
un frère et deux domestiques ont été atteints. Tous ces malades guérirent excepté le frère qui, âgé de 21 ans, vivement
frappé de son mal, mourut comme meurent tous les adultes,
d'une sorte d'empoisonnement, d'une asphyxie lente. Ainsi donc
voilà trois cas qui pourraient donner lieu à un certain nombre
de réflexions intéressantes. Je désire seulement attirer l'attention de la Société sur ce fait, qu'en temps d'épidémie de diphthérite on devrait remettre toute opération qui n'est pas urgente.
(Guersant).

Nous pensons que si Guersant, chirurgien de l'hôpital des
Enfants, et qui pratiquait de nombreuses trachéotomies
avait pu savoir ce que nous savons aujourd'hui, s'il avait
changé ses vêtements, s'était lavé les mains dans un
liquide approprié, s'il avait désinfecté ses instruments, il
eût pris probablement deux précautions inutiles sur

trois, mais la troisième eut prévenu la petite épidémie
qu'il rapporte.

Les deux faits suivants sont extraits de la Revue des
maladies de l'enfance (juin 1884).

Faits XXVII et XXVIII. — The incubation and transmission
of diphtheria, par le Dr J. H Salter. « Une ferme distante de
plusieurs centaines de yards (le yard équivaut à 9 mètres environ) était occupée par une famille composée du père, de la
mère, de quatre enfants et de trois servantes. Il n'y avait pas
eu avant le début de l'épidémie de communication avec la maison où se trouva la malade. La localité était élevée en alti-
tude, sèche et sans épidémie de voisinage. Le 28 octobre, on
remarqua chez une enfant de 11 ans des signes indubitables de
diphthérie, après un malaise de deux jours. Le lendemain le
père, la mère et un autre enfant furent atteints. Les 26, 27, 28,
30 octobre, les servantes furent l'une après l'autre saisies par
la maladie.

On apprit par l'enquête que, le 16 novembre, trois jours avant
que le premier enfant montrât des symptômes de diphthérie, une
femme d'un autre village avait rapporté de l'ouvrage de cou-
ture qu'elle avait pris à faire chez elle, dans son cottage, où se
trouvaient deux enfants malades. L'un de ces enfants mourut à
peu près subitement d'une maladie qui fut appelée bronchite,
l'autre examiné par le médecin, officier de police médicale, présentait des signes bien marqués de diphthérie. L'enfant qui mourut
avait été récemment voir des amis dans une ville éloignée, où
régnait la diphthérie. L'infection semble donc avoir été importée par la couturière. Elle habitait à deux milles de là et ne fut
pas atteinte, elle-même, par la maladie.

L'auteur rapporte un autre cas de transmission par un
tiers, qu'il a observé en 1875. Une servante appartenant à une
maison dans laquelle la diphthérie régnait d'une manière

intense et qui s'était largement employée à soigner les malades, alla se reposer quelques jours dans la famille de sa mère, à trois milles de là. Bientôt après, plusieurs enfants de cette famille furent atteints par la maladie et trois en moururent. Ces trois cas formèrent le noyau d'une épidémie grave, et la servante elle-même fut prise un mois après.

Le fait XXV, peut être invoqué aussi à l'appui de la transmission de la diphthérie par les objets (étoffes qui garnissaient l'intérieur de la voiture).

Nous croyons pouvoir conclure de ces faits à la possibilité du transport à distance du germe diphthérique par l'intermédiaire des personnes, des vêtements, des étoffes et généralement des objets quelconques.

La relation de l'épidémie décrite par M. Peter en 1860 vient à l'appui de notre manière de voir. Nous la transcrivons textuellement avec les conclusions de M. Peter, nous y ajouterons quelques réflexions. Nous mettons en italique quelques détails sur lesquels nous voulons attirer l'attention.

Contagion de la diphthérie. Relation succincte d'une épidémie simultanée de diphthérie et de scarlatine développée dans la salle Ste-Thérèse en février et mars 1858.

Le 4 février 1858, et alors qu'il n'y avait aucune affection diphthérique dans la salle de chirurgie (service de M. Guersant), on y descend, des salles de médecine, quatre petits malades affectés d'ophthalmie purulente et dont l'une était convalescente d'angine couenneuse.

Observ. I. — Quatre jours plus tard, le 8 février, une petite fille atteinte d'ophthalmie et couchée au lit n° 9, lit voisin de celui d'une des malades qui venait d'entrer, est prise d'angine et présente au bout de peu d'heures les symptômes du croup commençant.

L'interne de service fait administrer un vomitif, le soir même où il est constaté les symptômes de la maladie : on renouvelle l'administration du vomitif le lendemain ; on a d'ailleurs cautérisé la gorge, chaque jour, avec le nitrate d'argent et la petite malade guérit sans opération.

Observ. II. — Quatre jours après l'apparition de cette angine croupale, dans la salle de chirurgie, quatre enfants (dont trois jouissaient d'une excellente santé, l'une ayant une fracture de cuisse, l'autre une fracture de l'avant-bras, la troisième une plaie de tête et dont la quatrième avait un abcès par congestion) sont prises simultanément d'angine couenneuse, qui guérit au bout de 4 jours, pour les unes, de 5 jours, pour les autres. La médication avait consisté en cautérisation au nitrate d'argent, administration de vomitifs et emploi du chlorate de potasse.

Observ. III. — Il y avait cinq jours que ces malades étaient guéris, lorsque, le 22 février, un enfant qui avait une simple déviation de la colonne vertébrale et qui était remarquablement fraiche et bien portante, est prise de coryza sérieux avec saignement facile du nez. Le lendemain, elle avait une angine couenneuse avec engorgement ganglionnaire et pâleur livide, qui contraste péniblement avec sa fraicheur des jours précédents.

Le cinquième jour, symptômes du croup pendant quelques heures, asphyxie avec suffocation. Cependant, on n'opère pas en raison de l'extrême gravité de la maladie, l'intoxication diphthérique étant manifeste.

Mort, au bout d'un petit nombres d'heures. A l'autopsie, on

trouve une diphthérie généralisée et des fausses membranes dans la plus grande partie des ramifications bronchiques.

Aucune de ces malades n'eut d'éruption. *Toutes étaient couchées du même côté de la salle et toutes gardaient le lit.*

M. Peter rapporte ensuite une épidémie de scarlatine coïncidant avec l'épidémie de diphthérie ci-dessus, et qui ne nous intéresse pas pour le sujet que nous étudions. Les conclusions qu'il tire de cette épidémie sont les suivantes :

« Quoi qu'il en soit (des diverses interprétations posbles), la propriété contagieuse de l'affection nous semble mise en évidence par cette épidémie. On y voit, en effet, la maladie se montrer dans une salle où elle n'existait pas, à la suite de l'arrivée des malades venant des salles où elle sévissait.

« La première personne atteinte est une enfant couchée dans *un lit voisin* de celui d'une nouvelle venue, convalescente d'angine couenneuse.

« Puis la maladie se développe successivement *de lit à lit* et, le fait en est remarquable, d'un même *côté de la salle,* chez des enfants que *retenaient couchés* la nature de leur affection et qui ne pouvaient ainsi se soustraire à l'influence infectieuse. Les enfants qui sortaient dans les cours et qui trouvaient dans l'air extérieur un antidote, pour ainsi dire, à l'air de la salle ne contractèrent que plus tard la diphthérie. Enfin, la dernière personne atteinte fut la religieuse, comme si son organisme plus robuste lui avait permis de résister plus longtemps. »

A ces réflexions que nous copions textuellement à part

certains passages que nous mettons en italique, ajoutons les suivantes.

La contagion s'est faite — de lit à lit, — exclusivement chez des malades d'une même rangée de la salle, — exclusivement chez des malades gardant le lit, et cela quoique la malade, point de départ de l'épidémie fut au numéro voisin du n° 9, c'est-à-dire au milieu de la salle.

Nous avons invoqué déjà ce fait (F. XXIV) pour démontrer le peu de diffusibilité du poison diphthérique en considérant que tous les enfants non frappés étaient de l'autre rangée de la salle ou n'étaient pas voisins immédiats d'enfants malades; nous avons à nous demander maintenant pourquoi ont été atteints ceux qui ont été frappés. Deux explications seulement sont possibles. Ou le germe diphthérique en vertu de son pouvoir de diffusion a franchi l'espace qui sépare deux lits pour aller atteindre le voisin du malade, ou bien le germe diphthérique a été porté du malade au voisin sain jusque-là. Entre ces deux explications nous ne savons quelle est la bonne, dans le cas particulier, mais nous tenons à montrer que la seconde est très acceptable.

On sait qu'à l'Enfant-Jésus il y a généralement deux filles de service par salle. A chacune d'elles est attribuée une rangée de lits dont elle est exclusivement chargée et dont elle est responsable. Le personnel de service des deux rangées était donc différent jusqu'à un certain point.

D'autre part, les contagionnés étaient des enfants, et des enfants blessés, ce qui revient à dire que la fille de service qui en était chargée était sans cesse à s'occuper d'eux pour les couvrir, les faire manger, leur donner les différents objets dont ils avaient besoin, ustensiles de cuisine et autres, jouets, etc., etc.

L'hypothèse d'une transmission de la diphthérie par l'intermédiaire des filles elles-mêmes ou par l'intermédiaire d'objets communs, vases de nuit, par exemple, expliquerait parfaitement bien la manière dont ont été choisies dans la salle les victimes de la diphthérie.

L'interprétation de la contagion dans cette épidémie nous paraît nécessairement limitée à l'une des deux hypothèses suivantes : ou le principe contagieux a diffusé spontanément d'un lit à l'autre, ou il a été porté probablement par la fille de service.

Ce transport du germe diphthérique par le personnel du service dans les hôpitaux nous ramène à la question des cas intérieurs de diphthérie à l'hôpital. On sait que ces cas sont extrêmement nombreux *et nous sommes convaincus qu'un certain nombre d'entre eux se font par l'intermédiaire des élèves :* nous y reviendrons plus loin.

Nous résumons ce chapitre en disant :

Nous croyons à *la possibilité de la propagation de la diphthérie à distance par l'intermédiaire des personnes et des choses.*

Nous y croyons parce que des observations tendent à le démontrer.

Nous y croyons parce que plusieurs affections présentent cette propriété et qu'il est permis de raisonner par analogie.

Et si l'on nous contredit, nous dirons : *Rien ne tend à prouver le contraire, tout plaide en faveur de ce mode de propagation.*

II. — CONSERVATION EN DEHORS DE L'ORGANISME DU POISON DIPHTHÉRIQUE

Si la diphthérie peut être portée à distance par les personnes et les choses, autrement dit si le germe diphthérique peut être recueilli par des objets, notamment des linges, des tissus, peut-il conserver longtemps son activité ? Les vêtements d'un enfant diphthérique imprégnés du poison morbide restent-ils longtemps dangereux ?

Nous ne savons rien de précis à ce sujet et nous ne l'aurions peut-être pas abordé si un travail de M. Revilliod, de Genève, publié dans les bulletins de la Société médicale des hôpitaux en 1876 ne nous laissaient beaucoup à penser sur ce point.

Le but du mémoire de M. Revilliod est indiqué dans les lignes suivantes : « Nulle part, sur notre canton, il n'y a eu de foyer proprement dit et jamais la diphthérie ne s'est propagée dans la même maison d'une famille à une autre; malgré les relations de voisinage qui existent si souvent entre enfants. Ce fait serait de nature à ébranler singulièrement la foi dans la contagion prise dans son sens absolu, et cependant il semble difficile de la nier quand on lit, dans chaque récit d'épidémie, les ravages causés par la diphthérie dans la même famille. Or, c'est le cas de distinguer ici un élément important qui a pu s'obscurcir et être négligé au milieu des autres circonstances, telles que l'épidémicité, la constitution médicale, la contagion, mais qui doit, au contraire, en être isolé ; j'entends la *prédisposition héréditaire*, ou disposition en vertu de laquelle plusieurs enfants de la même famille ont été atteints par la diphthérie dans des conditions de temps et d'espace qui ne permettent pas d'invoquer la contagion. Recherchant dans les 85 familles de nos 87 opérés (deux familles ayant chacune deux enfants opérés), défalquant naturellement celles au nombre d'une vingtaine, qui avaient un enfant unique, je trouve 14 familles dans lesquelles deux ou plusieurs enfants ont été atteints de diphthérie et le plus souvent après un espace de temps assez long pour que l'influence contagieuse n'y soit absolument pour rien. Voici du reste l'énumération succincte de ces familles.

Suivent alors 14 observations copiées à peu près toutes sur celle-ci, à part l'intervalle de temps qui varie entre un an et plusieurs années.

Famille S.
Un opéré en 1872 : mort.
Une angine couenneuse en 1871, guérie.

En résumé voilà 85 familles.
Une vingtaine avaient un enfant unique. Nous défalquons cette vingtaine : reste 65 familles.

Fait XXIX. — Sur 65 familles, 14 ont eu des enfants qui ont été atteints de diphthérie, un, deux, trois ans et plus après avoir eu un premier enfant atteint de diphthérie.

M. Revilliod en conclut à l'influence de la prédisposition héréditaire pour contracter la diphthérie.

Nous n'avons pas de bonne raison pour lui démontrer qu'il a tort. Nous admettons, sous bénéfice d'inventaire, cette prédisposition, mais nous croyons pouvoir émettre l'hypothèse suivante. Si le germe diphthérique avait été recueilli par les parois des chambres, par les meubles, surtout par des vêtements emmagasinés longtemps dans des armoires ; si ce germe s'était conservé longtemps dans un état d'intégrité suffisant pour conserver sa puissance, est-ce que les enfants de la famille où avait eu lieu un premier cas de diphthérie n'étaient pas exposés en première ligne pour recueillir ce germe et lui offrir un terrain de développement ?

PROPHYLAXIE SOCIALE

La prophylaxie sociale des affections contagieuses
n'existe pour ainsi dire pas en France. Tout malade
atteint de diphthérie est absolument libre d'agir à sa
guise et d'aller propager le fléau partout où il lui fait
plaisir. C'est un abus. Il est incontestable que tout individu atteint d'affection contagieuse constitue un danger
social et que la société a le droit de se protéger contre ce
fléau, même en prenant des mesures coercitives sur celui
qui a le malheur d'en constituer le foyer; mais d'autre
part, il est également incontestable que la liberté indivi-
duelle, droit sacré de tout individu qui a le bonheur de
naître citoyen d'un pays libre, est particulièrement res-
pectable chez l'individu malade qui doit avoir la liberté
la plus complète pour mettre à exécution les mesures
qu'il croit propres à rétablir sa santé. Du reste, nos
mœurs s'accomoderaient mal de l'intervention de l'état
ou de la commune auprès des malades, parce que l'état
ou les municipalités, quelles que soient leur bon vouloir, ont toujours la main brutale, obligés qu'ils sont
d'intervenir par l'intermédiaire d'agents plus ou moins
intelligents. Quant à revêtir le médecin d'un caractère

policier, nous croyons que peu de nos confrères consen-
tiraient à accepter la chose : elle leur ferait perdre toute
l'honorabilité d'une profession, qui pénible et coûteuse
à apprendre, pénible à exercer et, en somme, peu rému-
nératrice pour l'immense majorité d'entre eux, n'a qu'un
seul avantage, la confiance et l'estime publiques. Nous
ne croyons donc pas que les temps soient venus où les
autorités publiques aient à intervenir dans la prophylaxie
des maladies contagieuses, du moins en ce qui concerne
les malades soignés à domicile. Pour les malades soignés
dans les hôpitaux il y a quelque chose à faire, croyons-
nous, nous en parlerons plus loin.

Mais là où l'intervention de la force serait à notre avis
et parfaitement impuissante et souverainement regrettable, nous croyons que la persuasion peut jouer un certain rôle, et nous nous adresserons aux autorités médicales. On trouvera peut-être singulièrement prétentieux
de notre part de donner, pour ainsi dire, des conseils à
ceux qui sont nos maîtres, mais nous répondrons que le
libre examen, la libre adhésion et la libre critique sont
l'honneur et la garantie de la science et que mieux vaut
un esprit libre qui critique, qu'un esprit aveugle qui
approuve ; les critiques de l'un fortifient la vérité, l'ap-
probation de l'autre enracine l'erreur.

Nous voudrions que dans les sociétés savantes, officiel-
lement constituées, des discussions sur certaines maladies contagieuses, qui constituent un danger public,
soient ajournées en des temps opportuns, de telle sorte
que des journaux et des autorités étrangères ne puissent pas se prévaloir de l'opinion de contradicteurs de

la contagion pour combattre avec quelqu'apparence de raison, des intérêts nationaux. Prenons un exemple choisi à dessein, loin des temps actuels, étranger à notre pays, pour montrer l'inconvénient que nous signalons. En 1822, des bâtiments venus de la Havane importent la fièvre jaune à Barcelone. La voix populaire crie au sabordage des bâtiments et veut les submerger. Les médecins discutent; il s'agit de constitution épidémique, d'infection plutôt que de contagion, etc., etc. La division est mise dans l'opinion publique, on perd du temps et la maladie se propage et fait soixante mille victimes dans la province de Barcelone (voir le rapport de Audouard à son Excellence..., in Recueil de mémoires de médecine militaire, 1822, p. 377). Un peu moins de science et un peu plus de sens auraient beaucoup mieux servi Barcelone.

Nous voudrions encore que dans les cours publics faits dans les Facultés de médecine, on insistât davantage sur la contagion des maladies. Nous nous rappelons très bien qu'au début de notre troisième année de médecine, nous assistâmes au cours supplémentaire très suivi d'un professeur agrégé qui traitait de la diphthérie. Après nous avoir dit dans sa définition que la diphthérie était une maladie générale, épidémique, contagieuse, etc., l'orateur développant la contagion, ne nous signala à peu près à ce sujet que les célèbres expériences négatives de Trousseau et de Peter et souleva dans l'auditoire un tonnerre d'applaudissements en nous signalant le courage de ces hardis expérimentateurs. C'était parfait, mais à la sortie du cours, l'impression qui nous resta, fut que certainement, nous n'en aurions pas fait autant, et aussi, qu'en somme, la diphthérie ne devait pas être bien contagieuse, puisque ces médecins si expérimentés n'avaient pu, malgré leurs tentatives réitérées, réussir à se donner la maladie. Tout autre eût été l'impression qui nous fût restée, si au lieu des expériences de Trousseau et de M. Peter, on nous eût cité les cas de mort de Gillette, de Blache et de tant d'autres, et, en fait, cette dernière impression eût été beaucoup plus conforme aux faits et beaucoup plus sage que la première.

Enfin, le médecin praticien doit, auprès de ses clients tenir compte de la prophylaxie sociale des maladies contagieuses. Un jour, assistant à l'une des cliniques de la Faculté, le professeur traitait de la scarlatine et posait l'indication du grand bain vers le trentième jour. L'indication, d'après lui, était d'éviter les chances de contagion pour les voisins du malade ; la contre-indication, dans les dangers de donner un refroidissement avec toutes ses suites au scarlatineux : la solution du professeur fut, qu'appelé pour soigner un client, on était chargé de sa santé et non de celle de ses voisins, et que, par conséquent, pour le cas particulier, on devait proscrire le bain. Telle n'est pas exactement notre manière de penser. Il faut, croyons-nous, tenir compte, dans une certaine mesure, de la prophylaxie sociale, et dans le cas particulier, nous aurions prescrit le bain, mais en faisant apporter la baignoire dans la chambre et en faisant au malade toutes les recommandations nécessaires, et même superflues, pour lui éviter un refroidissement. C'est évidemment question de mesure, mais nous voulons dire tout simplement, que le médecin tout en soignant son client, et agissant pour lui comme il agirait pour soi, doit cependant, quand il le peut, tenir compte des intérêts de la société, et agir auprès de son client en sauvegardant le plus possible les intérêts de celle-ci.

PROPHYLAXIE HOSPITALIÈRE

La plupart des enfants pauvres qui contractent la diphthérie dans les grandes villes sont soignés dans les hôpitaux. C'est une nécessité et même un bienfait : il y a donc lieu de s'occuper de la prophylaxie de la diphthérie dans les hôpitaux d'enfants.

Un bon hôpital d'enfants, où on soigne des diphthéries et des affections contagieuses, doit réunir toutes les conditions générales de situation, d'exposition, d'aération, de chauffage, etc., etc., qui sont nécessaires à tout établissement hospitalier quelle que soit sa destination ; il doit de plus répondre à un certain nombre d'indications particulières, en raison des maladies contagieuses qui y sont soignées. Nous n'insisterons que sur ces dernières, qui sont au nombre de cinq principales, savoir :

1° Facilités pour bien soigner les malades atteints d'affections contagieuses ;

2° Protection des autres malades contre la contagion ;

3° Protection de la santé de ceux qui les soignent ;

4° Protection de la ville contre la propagation des maladies contagieuses ;

5° S'il y a lieu, facilités de l'enseignement médical.

Avant de donner le moyen de remplir ces indications, nous allons faire un examen critique des hôpitaux d'enfants, qui existent actuellement à Paris. Les trois hôpitaux, l'Enfant-Jésus, Trousseau, les Enfants-Assistés, nous sont connus, mais nous n'avons fait que visiter les deux derniers, tandis que l'Enfant-Jésus nous est parfaitement connu pour y avoir demeuré deux ans, une année comme externe, une autre comme interne provisoire. Nous limiterons donc nos critiques au seul Enfant-Jésus pour ne pas nous exposer à citer des faits dont nous ne soyons parfaitement certain. Nous laisserons au lecteur le soin d'apprécier si les critiques que nous adressons à l'Enfant-Jésus peuvent s'appliquer aux autres hôpitaux d'enfants.

Critique au point de vue de l'hygiène hospitalière de l'Hôpital de l'Enfant-Jésus.

Nous ne ferons porter la critique que sur les points principaux. On verra qu'ils sont d'une importance telle que les défauts secondaires peuvent être laissés dans l'ombre.

Consultations. — Qui ne sera pas étonné en apprenant que les cent à cent cinquante enfants qui viennent chaque jour de Paris ou de la banlieue consulter à l'Enfant-Jésus, sont tous assis pêle-mêle sur des bancs, dans une grande salle d'attente, où les plus favorisés, ceux qui ont les premiers numéros d'ordre, séjournent au moins une heure ?

Parmi ces enfants, il y a des croups, des angines diphthériques, des rougeoles, des varioles, des scarlatines, des fièvres typhoïdes, des coqueluches, des gales et des teignes. Or, les enfants affectés de ces maladies sont mélangés avec la foule de ceux qui ont une affecton aiguë, non contagieuse et de ceux, beaucoup plus nombreux, qui ont une affection quelconque médicale ou chirurgicale souvent très bénigne mais qui inquiète leurs parents.

Quand je dis que tous ces enfants sont pêle-mêle, j'exagère un peu, car le garçon de consultation, pour la facilité de son service, les classe grossièrement en aiguës, chroniques et blessés, et, chaque groupe, formé par lui, s'assied autant que possible dans le voisinage de la salle où il doit consulter. Ce classement est tout à fait relatif et tous les enfants n'en sont pas moins dans la même salle et sur les mêmes bancs. Eh bien, si on voulait intentionnellement répandre à profusion par les quatre coins de la ville le contage de la diphthérie et de toutes les affections contagieuses, je me demande, pour atteindre ce but, ce qu'on pourrait trouver de plus efficace que cette réunion quotidienne de cent à cent vingt enfants venus de partout et y retournant, avec une vingtaine d'autres, atteints de maladies contagieuses ?

Pour ma part, j'ai une foi robuste en la thérapeutique, puisque je suis médecin, j'ai une foi aveugle en l'expérience de mes maitres de l'hôpital des enfants pour les avoir vus de près, mais j'avoue en toute franchise, que si j'avais un enfant malade, je ne me croirais pas le droit d'aller prendre une consultation à l'Enfant-Jésus, dans les conditions ordinaires, car j'estime que les conseils qu'on m'y donnerait, si précieux soient-ils, ne seraient jamais assez avantageux pour compenser les dangers de contagion auxquels j'exposerais mon enfant.

L'inconvénient de la disposition que nous signalons

saute aux yeux. Nous ne pouvons pas le mesurer exactement, faute de statistique, mais il serait facile de le faire,
du moins partiellement. A la fin de l'année, il sera probablement publié le chiffre des cas intérieurs de diphthérie :
nous demandons qu'on complète les statistiques plus
qu'on ne l'a fait jusqu'à présent, qu'on publie le nombre
des cas intérieurs non seulement de diphthérie, mais
encore de toutes les maladies contagieuses, et encore
qu'on signale combien de jours après l'entrée des victimes
à l'Enfant-Jésus, s'est manifestée la maladie. On verra
qu'un grand nombre d'entre eux ont été produits dans les
huit ou dix jours qui suivent l'entrée et que le contage
a dû avoir lieu le jour même de leur réception, à la salle
d'attente de la consultation.

*Répartition des malades dans les services de médecine
et de chirurgie.* — Il existe à l'Enfant-Jésus une disposition bien singulière : tous les enfants dits scrofuleux et atteints de ce qu'on appelait autrefois la scrofule, de ce qui
est aujourd'hui la tuberculose dite locale sont confiés à des
médecins. Adénites tuberculeuses, gommes tuberculeuses, abcès froids, ostéites, caries, lésions articulaires tuberculeuses, maux de Pott, coxalgies, tumeurs blanches
du genou, du coude, du poignet, etc., etc., tout cela est
confié non pas à un chirurgien, mais à un médecin. C'est
croyez-vous, parce que les enfants atteints de ces affections
ont en même temps des lésions pulmonaires dont la gravité domine le reste ? Non pas : beaucoup de ces enfants
ont les poumons sains ou presque sains. Cette disposition est très ancienne et on la continue par la force des

choses. Que peuvent faire pour ces enfants, des médecins à qui l'hôpital ne donne même pas un bistouri pour ouvrir un abcès, ou une seringue à peu près convenable pour faire un nettoyage de plaie? Leur donner de l'huile de foie de morue, du sirop d'iodure de fer, du sirop anti-scorbutique, de l'arséniate de soude, voire même leur mettre quelques pointes de feu avec le thermo-cautère, emprunté au service voisin, ou risquer un appareil sili-caté? Franchement, toutes ces lésions tuberculeuses dites locales, ne seraient-elles pas beaucoup mieux, confiées aux soins d'un chirurgien? N'y a-t-il pas des abcès à ou-vrir, des fongosités à détruire, des séquestres à enlever, des ganglions à énucléer, des résections à pratiquer et même des amputations à opérer? Un certain nombre de ces malades sont envoyés à Berck : beaucoup guérissent, presque tous s'améliorent. Sans doute l'air de la mer a une influence thérapeutique énorme sur les tuberculoses locales, mais on ne suppose pas que le bistouri de M. Ca-zin n'a pas aussi quelque influence dans les résultats si beaux et si nombreux que fournit l'Hôpital Maritime. Il serait temps, croyons-nous, de faire profiter les enfants atteints d'affections chirurgicales et qui restent à Paris, des progrès si considérables faits ces dernières années par la chirurgie.

Malades reçus. — On reçoit à l'Enfant-Jésus, des diph-théries, des rougeoles, des coqueluches, des scarlatines, des affections aiguës non contagieuses, des ophthalmies, des affections scrofulo-tuberculeuses de toute espèce, des teigneux, des dartreux, etc., etc., et cela depuis toujours.

Archambault, notre vénéré maître, a fait un mémoire pour démontrer qu'à « l'*Enfant-Jésus on mourait, non pas de l'affection pour laquelle on entrait, mais de celle qu'on y contractait.* » C'est au commencement de sa carrière médicale qu'Archambault écrivait cela : Eh bien ! *c'est toujours la même chose ou plutôt c'est pire.* Les cas intérieurs de rougeole, de coqueluche, de scarlatine, d'ophthalmie, de diphthérie sont tout aussi nombreux que par le passé et nous regrettons bien vivement que leur nombre n'en soit pas publié. Pour la diphthérie seulement nous avons des chiffres, et cela, depuis quelques années ; or, ces chiffres sont en progression croissante. Il est vrai, qu'on a pris des mesures pour empêcher les cas intérieurs de diphthérie, on a construit un pavillon d'isolement. Mais on n'a pris que des demi-mesures et contrairement aux espérances conçues, les cas intérieurs ont augmenté de nombre ; nous le prouvons plus loin.

Mais pourquoi donc ne pas prendre une mesure bien simple, et sur l'efficacité de laquelle tout le monde serait d'accord : écarter de l'Enfant-Jésus les affections chroniques et les affections chirurgicales ? Que font des teigneux, des dartreux, des scrofuleux, des ophthalmiques à côté des rougeoleux et des diphthériques ? Ils ont besoin d'air, de soleil, d'espace : est-ce pour leur en donner qu'on les casemate dans les vieilles salles de l'Enfant-Jésus ?

Croit-on que les enfants atteints de ces affections ne seraient pas incomparablement mieux au bord de la mer, ou ceux qui sont rhumatisants, choréiques, tuberculeux-pulmonaires, aux environs de Paris ? Ils auraient de l'air, de l'espace, du soleil, de l'appétit, du jeu et de la gaieté ; et puis, ce serait, les dimanches et les jeudis, une occasion de promenade hygiénique pour leurs parents, asphyxiés dans les ateliers de Paris, qui iraient les voir.

Avant de passer plus loin, justifions les assertions que nous faisions tout à l'heure, relativement aux cas intérieurs et à l'influence prophylactique illusoire du pavillon d'isolement.

Et tout d'abord, voyons ce qui concerne la diphthérie.

A l'Enfant-Jésus, le pavillon d'isolement a été ouvert en juillet 1882. Il nous faut deux termes de comparaison : le chiffre des cas intérieurs de diphthérie avant et après l'ouverture du pavillon.

1° Avant l'ouverture du pavillon le nombre des cas intérieurs n'est pas publié, que nous sachions. Nous avons feuilleté tous les bulletins de la Société médicale des hôpitaux, ils sont remplis des plaintes des médecins d'enfants sur le nombre considérable des cas intérieurs ; de ci, de là, tel médecin signale, pour le trimestre ou le semestre écoulé, le nombre des cas intérieurs qui se sont présentés dans sa salle, mais, malgré toutes nos recherches, il nous a été impossible de donner le chiffre annuel, même approximatif, des cas intérieurs de diphthérie pour tout l'hôpital.

Nous ne l'avons pas non plus entendu estimer par nos maîtres. Nous nous rappelons seulement qu'en prenant le service d'interne chez M. Bouchut, cet honoré maître nous dit ne pas avoir eu, depuis cinq mois, de cas intérieur dans son service où on soignait cependant des diphthériques et il se demandait s'il n'y avait pas lieu d'attribuer ce résultat aux vapeurs de goudron et de camphre qu'il répandait dans sa salle. Autant que nous pouvons nous rappeler, il n'y avait eu l'année précédente dans le service de M. Archambault que très peu de cas intérieurs quoi qu'on y soignât également les diphthériques. Les registres de l'administration sont nécessairement muets sur ce point : on sait que tous les malades de médecine entrent avec le diagnostic administratif « fièvre » et les registres ne témoignent les cas intérieurs que s'il y a passage du malade dans une salle particulière.

Mais si on ne peut savoir exactement le nombre des cas intérieurs, on peut prouver que ce nombre était relativement très faible.

Des statistiques officielles publiées par M. Ollivier dans la Revue des maladies de l'enfance (juin 1884), montrent d'une part, qu'il y a eu pour les années 1877, 1878, 1879, 1880, 1881 un total de 3,239 entrées pour diphthérie à l'Enfant-Jésus, et que la mortalité pour diphthérie a été pour ces mêmes années de 1,700.

D'autre part, M. Ollivier, dans le même travail, croyant prouver l'excellente influence thérapeutique du pavillon (nous montrerons plus loin combien cette excellente influence est sujette à caution), dit que la mortalité pour diphthérie est tombée de 72 0/0 où elle était avant l'ouverture du pavillon à 51,1 0/0.

Notons que dans les statistiques auxquelles nous faisons allusion, il n'est pas fait mention des cas intérieurs, qui, pour établir la proportionnalité de la mortalité, devraient être ajoutés au nombre des entrées pour diphthérie.

Or, prenons la supposition qui donnerait le plus gros chiffre de cas intérieurs, dans les cinq années qui ont précédé l'ouverture du pavillon, et supposons que la mortalité a été seulement de 51,1 0/0 de tous les diphthériques de l'Enfant-Jésus.

Il sera facile de calculer le chiffre maximum des cas intérieurs par l'équation suivante :

51,1 : 100 :: 1,700 décès : 3,239 entrées $+$ x cas intérieurs.

Un simple calcul d'arithmétique démontre que la valeur de x est de 283, soit 283 cas intérieurs pour cinq années, soit 56 2/5 en moyenne par an.

Avant l'ouverture du pavillon, il y avait donc au plus 56, 2/5 cas intérieurs en moyenne par année à l'Enfant-Jésus, et notons que, bon gré mal gré, il faut bien accepter ces chiffres, car le nombre des entrées annuelles à l'hôpital est toujours à peu près le même.

2° Voyons maintenant le nombre des cas intérieurs depuis l'ouverture du pavillon.

Il y en a eu :

Dans le second trimestre 1882..   31 cas intérieurs.
  »   l'année 1883.............   83 »   »
  »   »   1884.............   189 »   »
  »   »   1885.............   149 »   »

Ces chiffres nous ont été communiqués à l'Enfant-Jésus; ils sont officiels.

Nous croyons qu'ils sont suffisamment éloquents et nous incriminons la construction du pavillon d'isolement, demi-mesure, à moins qu'on ne préfère incriminer le nombre plus grand d'élèves qui parcourent actuellement les salles de l'Enfant-Jésus. Autrefois, en effet, les salles voyaient très peu d'élèves, la plupart d'entre eux arrivaient en foule à la leçon du maître qui avait lieu une fois par semaine à l'amphithéâtre, mais très peu d'entre eux suivaient réellement les malades à leur lit.

A y regarder de près, les chiffres accusés par les registres de l'administration sont encore trop faibles parce qu'ils *ne tiennent pas compte des cas intérieurs produits au pavillon même des diphthériques*. En expliquant pourquoi, je vais montrer du même coup comment l'influence thérapeutique du pavillon est sujette à caution, en tant que signalée par l'abaissement à 51 0/0 de la mortalité des diphthériques, comment aussi la création du pavillon d'isolement n'est qu'une demi-mesure.

Ce fut un grand événement à l'Enfant-Jésus que l'ouverture du pavillon des diphthériques en juillet 1882 (1), ce fut aussi un grand sujet de discorde — discorde médicale, s'entend — à la salle de garde des internes en médecine. La pomme de discorde fut la première amygdalite avec exsudat caséeux qui se présenta dans la journée, pour entrer, à l'interne de garde. Où la placer ? A première vue, la chose paraît bien simple. Une amygdalité

(1) Ce pavillon fut confié à M. Bouchut chez qui j'étais interne provisoire.

caséeuse ou une angine pultacée n'a rien à voir avec la diphthérie ; elle doit donc être placée dans une salle de maladies communes. Mais, ce qui compliquait la chose, c'était de faire un diagnostic certain d'amygdalite simple. Or, nous l'avouons en toute humilité, après avoir passé deux années à l'Enfant-Jésus, à voir, chaque jour, des angines, nous nous sommes convaincu qu'il nous était impossible de faire à l'Enfant-Jésus, dans un quartier infecté de diphthéries, un diagnostic précis d'angine blanche non diphthérique, garanti pour les huit jours qui suivaient l'admission de l'enfant à l'hôpital. Il nous est arrivé de faire des diagnostics d'angine simple, de les faire contrôler par un ou plusieurs collègues qui se trouvèrent de notre avis, d'envoyer le malade dans une salle commune, et d'apprendre que le chef de service, le lendemain ou quelques jours après, envoyait l'enfant dans la salle des diphthériques. Les seuls diagnostics pour les angines blanches possibles à l'entrée étaient : diagnostic positif d'angine diphthérique, ou bien, diagnostic douteux entre angine spécifique et angine simple.

Or, que faire des cas douteux ? Les envoyer dans les salles communes ? c'était, si l'angine était diphthérique, les envoyer y semer la contagion. Les envoyer au pavillon d'isolement ? C'était, si l'angine était simple, envoyer dans un foyer intense de contagion, un enfant particulièrement prédisposé à la recevoir. La plupart de mes collègues se décidèrent immédiatement à envoyer au pavillon toutes les angines blanches. Pour nous, il nous parut plus juste d'envoyer les enfants, chez qui le diagnostic positif d'angine simple nous parut possible, dans les salles communes, mais si tel chef de service acceptait notre diagnostic et conservait l'enfant, tel autre envoyait impitoyablement au pavillon toutes les angines blanches et nous expédiait régulièrement une semonce par notre collègue, interne chez lui. Bref, après quelques semaines de tâtonnements, toute angine blanche qui entrait à l'hôpital fut envoyée systématiquement par des internes au pavillon des diphthériques et fut signalée sur les registres administratifs, base des statistiques, comme angine diphthérique.

Or, combien de ces angines blanches, administrativement diphthériques, étaient purement et simplement des amygdalites caséeuses ou des angines pultacées ? Et combien de ces malades atteints d'angine blanche à leur entrée au pavillon ont été réellement atteints d'angine diphthérique quelques jours plus tard, contagionnés qu'ils étaient par le milieu dans lequel on les plaçait ? C'est ce qu'il n'est pas possible de savoir ; mais évidemment il y en a eu : donc le chiffre des cas intérieurs, relaté là haut est trop faible, donc la création du pavillon d'isolement n'est qu'une mesure insuffisante.

En est-il encore de même aujourd'hui ? Nous sommes bien tentés de le croire, quand nous voyons M. Ollivier écrire (*loc. cit.*) : « Aux enfants malades en 1880, la mortalité par diphthérie était de 72 0/0 ; elle est tombée en 1883, à 51,1 0/0 ». Croit-on que depuis 1882, le traitement de la diphthérie ait fait de notables progrès ? Nous laissons à d'autres le soin de répondre, mais nous croyons que le chiffre de 51.1 de mortalité 0/0 est illusoire et qu'il est obtenu parce qu'on envoie au pavillon d'isolement, sous la rubrique angine ou laryngite diphthériques, des angines et des laryngites qui ne le sont pas.

En effet, supposez que la mortalité de la diphthérie soit de 2 sur 3. Ajoutez une angine simple, cela fait 4 malades, 2 décès, et vous avez l'amélioration de la mortalité donnée plus haut. On ne le fait pas ? Je veux bien le croire, si on l'affirme, mais, ce qui est certain, c'est que forcément on ne compte plus comme on comptait autrefois, quand les angines diphthériques étaient soignées dans les salles communes. Actuellement, c'est à l'entrée que vous êtes obligé de faire votre diagnostic ; autrefois, c'était à la sortie, quand on signait la pancarte ; et alors les cas d'angine simple n'étaient pas comptés comme diphthériques ; bien plus, quand une angine couenneuse avait guéri, si elle n'avait pas été notoirement grave, notoirement diphthérique, on était porté à mettre sur la pancarte : « angine pultacée » parce qu'on était frappé de cette idée qu'une angine diphthérique devrait presque nécessairement tuer, ou tout du moins, donner le croup. Actuellement le chiffre des diphthériques est majoré tandis qu'autrefois il était exact ou même minoré.

Nous avons dit plus haut : depuis le mémoire d'Archambault, c'est toujours la même chose ou plutôt c'est pire, au sujet des cas intérieurs de maladies contagieuses à l'Enfant-Jésus. Nous venons de le prouver pour la diphthérie en montrant l'élévation constante des chiffres qui indiquent le nombre des contagionnés à l'hôpital, et nous avons en même temps montré combien était vaine, au point de vue du résultat, la création d'un pavillon d'isolement dans les conditions actuelles. Nous allons faire maintenant le bilan de l'Enfant-Jésus pour les rougeoles et les scarlatines.

Pour la rougeole :

Nous ignorons le nombre des cas intérieurs de rougeole à l'Enfant-Jésus, mais ce nombre est élevé, en voici les preuves :

La contagion très fréquente de la rougeole dans la population hospitalière de l'Enfant-Jésus est un fait de notoriété publique, dans le monde médical. Adressez-vous à tout médecin, tout interne, tout élève de l'hôpital, il y aura unanimité complète pour vous affirmer le fait.

Voici un passage extrait de la thèse de M. Beclère (1881), p. 99. « Nous avons vu dans le chapitre précédent combien est considérable le nombre des enfants qui, pendant l'année 1881, ont contracté la rougeole à l'hôpital des Enfants. *Dans un seul des trois services de maladies aiguës* que possède cet hôpital nous avons pu, pour notre seule part, en observer 52 cas : 2 avaient contracté la rougeole dans le service des teigneux ; 7 dans le service des ophthalmiques; les 43 autres dans notre service. Ce dernier nombre déjà si élevé est cependant encore très inférieur à la réalité. Beaucoup d'enfants qu'une atteinte antérieure n'avait pas mis à l'abri de la contagion ont, en effet, quitté notre service avant le temps nécessaire à l'apparition de la fièvre éruptive qu'ils avaient pu y contracter. »

Ainsi, en 1881, il y a eu soignés dans le service de M. Labric, 52 cas de rougeole contractés dans l'intérieur de l'hôpital. En multipliant ce nombre par 3, puisqu'il y avait trois services d'aigus, on a le chiffre approximatif des cas intérieurs de rougeole à l'hôpital pendant l'année, soit 156.

Il y a donc eu environ 156 cas, intérieurs, de rougeole à l'Enfant-Jésus, pendant l'année 1881.

Quelle a été la mortalité? Nous la calculons approximativement, d'après le coefficient de mortalité des rougeoles en 1884, coefficient qui est de 0,438 (il y a eu, en effet, à l'hôpital en 1884, 436 rougeoles dont 191 sont décédées $\frac{191}{436} = 0,437$), et nous obtenons une mortalité approximative de 68 décès par rougeole contractée dans l'intérieur de l'hôpital.

En 1881, il y a donc eu environ 68 enfants qui sont morts de la rougeole contractée à l'Enfant-Jésus, et nous supposons dans ce calcul que la mortalité des cas intérieurs n'est pas plus considérable que celle des cas extérieurs.

En 1884, le relevé des rougeoles a été fait à l'Enfant-Jésus : il y a eu un total de 436 rougeoles sur lesquelles 191 sont décédées.

De ces 436 rougeoles, 362 provenaient de l'extérieur, 74 avaient été contractées dans l'intérieur de l'hôpital.

D'après le coefficient de décès de cette année, les 74 cas intérieurs ont dû donner approximativement 32 décès.

Soit pour 1884, 32 décès à la charge des cas intérieurs de rougeole.

Pour 1885, il y a eu 361 rougeoleux dont 60 cas intérieurs.

Ces 60 cas intérieurs ont donné 16 décès (le nombre a été noté).

En 1886, on met les rougeoleux dans une salle spéciale, et on pratique l'isolement, mais toujours l'isolement demi-mesure.

Il y a eu, dans le premier semestre, 198 rougeoleux dont 66 cas intérieurs.

La mortalité sur ces 66 cas intérieurs a été de 23.

Soit pour le premier semestre 1886, 23 décès à la charge des cas intérieurs de rougeole.

Et remarquons en passant que les salles de chroniques et de chirurgie ont fourni un large contingent, attendu que les salles des chroniques St-Ferdinand, St-Louis, Ste-Thérèse et Ste-Rosalie, en fournissent 15, ce qui est énorme, vu le long séjour que font les malades dans ces salles ; que les quatre salles du service de chirurgie en fournissent également 15, ce qui fait :

36 cas intérieurs pour les six salles d'aigus ;

30 cas intérieurs pour les huit salles de chroniques et de blessés.

Dans les mois de juillet, août, septembre et octobre, il y a eu 23 cas intérieurs dont 9 seulement dans les salles d'aigus : une seule salle de chroniques en a fourni 8 ; le service de chirurgie en a fourni 5.

En résumé, en estimant à 40 le nombre des décès annuels

du fait de la rougeole contractée dans l'intérieur de l'hôpital, nous croyons être au-dessous de la vérité et dans ce nombre ne sont pas compris les décès de la convalescence ou des complications tardives de la rougeole.

Les cas intérieurs de scarlatine sont fréquents, nous dit M. Ollivier dans son mémoire, « La scarlatine dans les hôpitaux d'enfants, à Paris » publié dans la Revue des maladies de l'enfance, avril 1886, et les scarlatineux sont soignés dans les salles communes, c'est-à-dire, dans les conditions les plus favorables à la diffusion de la maladie. »

Nous nous contenterons de ce témoignage dont la valeur emprunte à la personne qui le porte une haute autorité. Nous n'avons du reste pas de chiffre même approximatif sur le nombre des cas intérieurs de scarlatine que fournit l'Enfant Jésus. Le nombre cependant ne doit pas être élevé a en juger par un « État numérique des maladies épidémiques soignées à l'Enfant Jésus en 1884 » que nous avons sous les yeux. On a soigné, cette année là, 234 fièvres typhoïdes. 35 varioles, 436 rougeoles, 829 diphthéries, 62 coqueluches et seulement 80 scarlatines. En supposant qu'il y a eu 1/6 de cas intérieurs (proportion qui serait beaucoup trop faible pour la diphthérie et surtout pour la rougeole), on arriverait à la donnée très approximative de 12 à 15 cas intérieurs de scarlatine avec 3 ou 4 décès du fait de la contagion intérieure.

On pourrait faire une estimation analogue pour la coqueluche qui n'a fourni en cette année 1884 que 62 cas tant extérieurs qu'intérieurs.

Enfin, la fièvre typhoïde doit fournir également un certain nombre de cas intérieurs, mais ici nous préférons nous abstenir de tout calcul approximatif, la contagion de la fièvre typhoïde ne pouvant être comparée à celle de la rougeole ou de la scarlatine.

Quant aux cas intérieurs de teigne et de gale nous les signalons pour mémoire.

Nous résumons les lignes qui précèdent dans les conclusions suivantes :

L'hôpital de l'Enfant-Jésus, à cause de la mauvaise hygiène hospitalière qui y est pratiquée, tue environ deux cents enfants par an, savoir :

Cent à cent vingt enfants par diphthérie, soit 1 sur 35 ou 40 de ceux qui entrent à l'hôpital pour toute autre maladie. En effet, sur les 5,000 entrées annuelles, il faut défalquer, pour établir la proportion, les 800 entrées pour diphthérie.

Une quarantaine par rougeole.

Une dizaine par scarlatine et coqueluche.

Un certain nombre par fièvre typhoïde.

Et le reste des deux cents par les complications éloignées ou la difficulté de la convalescence de la rougeole, de la coqueluche et de la diphthérie.

Et tout cela, sans préjudice de toutes les maladies contagieuses que vont rapporter à leurs frères et sœurs, à leurs camarades d'école, etc., etc., tous les enfants qui sortent de l'Enfant-Jésus, soit pour y avoir été soignés, soit simplement pour y être venus chercher une consultation.

Quant aux cas intérieurs de teigne, de gale, d'érysipèle, nous ne les citons que pour mémoire : leur importance, quelque grande qu'elle soit absolument parlant, étant insignifiante, relativement aux cas intérieurs des affections précédentes.

Critique générale des salles. — Un grand nombre de salles sont petites, étroites et ne présentent pas le cubage d'air suffisant pour le nombre des malades qui y sont soignés. La preuve est facile à donner : il suffit de parcourir ces salles, surtout celles qui sont dans les vieux bâtiments : on est frappé et même incommodé par la mauvaise odeur qu'on y perçoit. En effet, beaucoup d'enfants, du fait de leur maladie ou de leur âge, sont gâteux et il suffit de s'en rapporter à l'odorat pour en avoir la conviction. Une disposition qui frappe également, c'est la juxtaposition des lits deux à deux dans beaucoup de salles. Cette disposition est commandée par l'intervalle qui sépare les fenêtres dans plusieurs bâtiments et là il n'y a guère moyen de faire autrement, à moins de retirer un lit sur deux ou d'appuyer la tête d'un lit sur une fenêtre ce qui, évidemment, n'est pas praticable. Cette juxtaposition présente l'avantage d'empêcher plus sûrement les enfants de tomber et aussi d'avoir, pour ceux qui restent couchés toute la journée, un compagnon de lit avec qui ils peuvent jouer. Mais que penser de cette disposition au point de vue de la propagation des maladies contagieuses ? Qu'un

de ces enfants contracte la rougeole, la diphthérie, la scarlatine, la coqueluche : ne passera-t-il pas presque certainement sa maladie à son voisin par contact immédiat ou
par le contact des objets de literie, des objets de cuisine,
des jouets, qui sont presque nécessairement mis en commun par les enfants.

Nous pourrions également incriminer les rideaux qui
existent à beaucoup de fenêtres et qui seraient avantageu-
sement remplacés par des parasoleils extérieurs. S'il n'est
pas démontré en effet que le contage des maladies puisse
séjourner dans les rideaux, il n'est pas démontré non
plus qu'il ne puisse s'y conserver, et, pour notre part, le
fait suivant que nous avons observé l'an dernier, nous
montre que les rideaux doivent être singulièrement suspects.

Fait XXIX. — Dans un des lits de crèche, le n° 7, du service
de M. Championnière, à Tenon, un enfant présente, peu après
son arrivée, des signes manifestes de rougeole. Il est immédiatement passé en médecine. Quelques jours plus tard, au même
lit n° 7, un enfant, reçu à cause de sa mère qui avait une arthrite
du poignet, contracte la rougeole. Le passage en médecine est
fait immédiatement. Frappé de la coïncidence, je m'informe
auprès de la surveillante, Mlle Siruguet, si la désinfection du berceau avait été pratiquée. Elle avait été faite suivant la coutume,
en ce sens, que toutes les literies avaient été lavées ou envoyées
à l'étuve. Quelques jours plus tard, un troisième enfant, reçu également au berceau n° 7, contracte encore la rougeole. M'informant
à la surveillante, je mets, sérieusement en doute la désinfection
du berceau. Devant son affirmation, je la prie de venir avec moi,
visiter le berceau. Les draps? Changés. Les oreillers? Changés. Les literies? Changées. Le lit? Lavé et nettoyé. Les rideaux

du berceau ? — Ah !... les rideaux on ne les a pas changés. Cette fois on le changea ainsi que toutes les literies ; le berceau fut lavé à l'acide phénique au vingtième et il n'y eut plus de rougeole au berceau n° 7. Remarquons que les enfants des berceaux voisins n'eurent pas de rougeole.

Élèves. — L'Enfant-Jésus comme presque tous les hôpitaux, est ouvert aux étudiants en médecine. C'est une excellente chose, et la richesse scientifique des hôpitaux de Paris est une des principales recommandations de la faculté de médecine de cette ville. Ce qui est un abus, c'est l'entrée banale des services : c'est qu'un étudiant, qui a été dans le pavillon de diphthérie ou dans la salle des rougeoleux, puisse aller dans toute autre salle examiner des malades et leur porter la contagion. Les accoucheurs interdisent leurs services aux élèves qui ne sont pas agréés et qui ne s'engagent pas à s'interdire non seulement tout exercice de dissection ou d'autopsie, mais même tout service de médecine et de chirurgie, et ils ont cent fois raison. Bien des chirurgiens considèrent que les travaux d'amphithéâtre sont incompatibles avec l'entrée des services pour tout élève à qui ils confient un pansement, et bien que cette mesure ne soit pas générale, nous la considérons comme très sage : pourquoi les services de maladies contagieuses ne prendraient-ils pas des mesures analogues ? Les études médicales en souffriraient-elles ? Nous ne le pensons pas. Tout élève qui veut s'en donner la peine, peut savoir parfaitement ses accouchements en deux ou trois mois de sa cinquième année ; de même tout étudiant qui sait déjà la médecine générale, qui sait percuter, ausculter, et qui a acquis du sens clinique, peut en quelques mois, à la fin de ses études, apprendre en quoi la médecine infantile diffère de la médecine des adultes, et il n'est réellement pas besoin de voir cinquante rougeoles ou cinquante angines diphthériques pour savoir les reconnaître, si l'on a l'œil tant soit peu habitué à voir.

Telles sont les principales critiques que nous adressons à l'hôpital de l'Enfant-Jésus. Comme nous l'avons dit en commençant, nous laissons au lecteur le soin d'apprécier jusqu'à quel point elles peuvent s'appliquer à l'hôpital Trousseau et à l'hôpital des Enfants-Assistés.

Nous croyons avoir fait notre devoir, en signalant les faits qui précèdent : le reste ne nous appartient pas. On nous permettra de déplorer que dans une nation où de toutes parts s'élèvent des voix pour signaler la faible natalité; où de toutes parts la protection de l'Enfance s'inspire non seulement de l'humanité, mais d'un patriotisme ardent et éclairé; il puisse exister, à Paris, un établissement où sous les trompeuses apparences de l'humanité on renouvelle les horreurs des peuples anciens qui sacrifiaient impitoyablement les enfants nés faibles et chétifs. Vous dites que vous soignez ces enfants; leurs mères éplorées vous les apportent et vous prient de les garder. Vous les acceptez, et vous les tuez par l'angine couenneuse, le croup, la rougeole, la scarlatine, la rougeole, la coqueluche. Les Spartiates jetaient les leurs du haut du Taygète; ce n'était guère plus barbare et c'était plus franc.

A qui donc la faute? C'est une question que nous

pourrions laisser à l'écart, mais que nous abordons pour qu'on ne se méprenne pas sur notre pensée. Est-ce la faute des médecins? Mais depuis des années tous protestent contre cet état de choses: voyez les rapports de la Société médicale des hôpitaux sur les maladies régnantes, voyez leurs ouvrages, voyez les thèses qu'ils ont inspirées, voyez plus récemment encore les travaux parus dans la Revue des maladies de l'Enfance; tous signalent le mal, tous le déplorent, et nous écririons un volume en colligeant les citations les plus probantes des articles qu'ils ont publié à ce sujet, depuis vingt ans.

Est-ce la faute de l'Administration? Loin de nous cette pensée. S'il est un homme qui mérite le respect de tous, pour l'activité, l'intelligence, le dévouement et la discrétion avec lesquelles il remplit ses pénibles fonctions, c'est bien M. le Directeur de l'Enfant-Jésus. Nous prions M. Magdéleine de vouloir bien nous permettre de lui rendre cet hommage qui ne sera certes pas suspect dans la bouche d'un ancien externe et d'un ancien interne de l'Enfant-Jésus.

Sont-ce les hautes régions administratives qu'il faut incriminer? Nous sommes convaincus du contraire. Il nous a été donné plusieurs fois d'entendre M. Brelet, ancien secrétaire général, traiter les questions que nous soulevons ici. Nous avons été surpris d'admiration en voyant combien ces questions lui étaient familières, tant au point de vue administratif en ce qui concernait le personnel, les locaux, la disposition des salles, la répartition des malades, qu'au point de vue médical, pour la connaissance approfondie de l'hygiène hospitalière, de la contagion des maladies et de la traduction en chiffres pour la contagion dans les différents hôpitaux.

Est-ce le Conseil municipal de Paris et son intervention incessante dans les questions d'administration hospitalière? Ici l'appréciation dépasse par trop notablement notre compétence, mais il nous paraît évident que le Conseil municipal doit être animé des meilleures intentions. Et puis il n'intervient que dans la direction générale.

Comment donc tant de bonnes volontés, tant de science et tant de dévouement sont-ils annihilés? Il y a peut-être là un phénomène social qu'il ne nous appartient pas d'apprécier et qu'on pourrait appeler l'impuissance en commun, mais il y a aussi ce fait de la routine hospitalière, de la volonté persistante d'améliorer et de réparer un établissement foncièrement mauvais, enfin, de l'incertitude de la science sur des points de détail, qui empêche de tenir compte des faits fondamentaux sur lesquels tout le monde est d'accord.

Des conditions que doit présenter un bon hôpital d'enfants.

Indépendamment des conditions que doit remplir tout établissement hospitalier, un hôpital d'enfants, par cela même qu'on y soigne des affections contagieuses, doit remplir certaines conditions que nous avons déjà énumérées et que nous allons développer. Les critiques précédentes nous permettront d'être bref, du reste, après cette étude théorique, nous nous proposons d'entrer en plein dans la pratique, en indiquant les modifications hospitalières qu'on devrait, d'après nous, adopter actuellement pour Paris.

Les conditions particulières que nous avons déjà énumérées, sont au nombre de cinq principales :

1° *Facilités pour bien soigner les malades atteints d'affections contagieuses et prévenir la diffusion de leurs maladies.* — Ces facilités seront données par des établissements appropriés, un personnel suffisant et des mesures administratives et même policières convenables. On comprend que nous ne puissions ici entrer dans l'hygiène générale d'un établissement hospitalier. Du reste nous n'avons rien de spécial à mentionner, et, pour ce qui concerne la diphthérie notamment, nous trouverions le pavillon d'isolement des diphthériques à l'Enfant-Jésus, presque parfait, si on y ajoutait quelques dépendances pour les cas complexes et si ce pavillon faisait ou à peu près *un établissement à part et réellement séparé du reste de l'hôpital.*

On n'ignore pas que si certaines personnes ont le droit de se croire réfractaires au contage des fièvres éruptives, nul ne peut se dire réfractaire au contage de la diphthérie, et tout individu débile ou débilité est en état d'opportunité morbide.

2° *Protection des autres malades contre la contagion.* — Il n'y a en l'état actuel de la science qu'un moyen réellement efficace pour protéger les autres enfants atteints d'affections non contagieuses : c'est de les recevoir dans un autre établissement hospitalier. Cherchez tant que vous voudrez : il n'y en a pas d'autres et celui-là est efficace. Il n'y a qu'un obstacle sérieux : la dépense. Voyez si vous voulez tuer chaque année deux cents enfants, et si d'autre part il n'y aurait pas moyen de trouver la somme nécessaire.

3° Protection de la santé de ceux qui les soignent. — D'une manière générale, médecins et personnel doivent être choisis parmi des personnes robustes et ils doivent avoir des conditions convenables pour conserver facilement leur santé. Nous n'insistons pas sur ce sujet qui nous entraînerait dans trop de détails.

Ils doivent être prévenus des dangers qu'ils peuvent courir et on doit leur apprendre les mesures qui sont les plus à même de les protéger. Ils doivent avoir des vêtements qu'on puisse facilement blanchir et les avoir en nombre suffisant pour que tout vêtement suspect puisse être facilement changé. Ils doivent avoir à leur disposition des lavabos en nombre suffisant et d'accès facile pour qu'ils puissent se laver les mains très fréquemment, surtout après avoir touché des malades ou des objets à leur usage. Jamais ils ne doivent quitter les salles des malades pour aller en ville sans avoir changé de vêtement. Le vêtement qui paraît le plus convenable au point de vue du prix, de la facilité de blanchissage et de la commodité, est le surtout de toile adopté par les accoucheurs et les sages-femmes internes.

Pour ce qui a trait spécialement à la diphthérie, nous rappellerons que ce sont les opérations de trachéotomie qui sont les plus dangereuses pour la propagation de la diphthérie. Ce sont les matières organiques expulsées violemment par la trachée au moment de l'ouverture de celle-ci qui vont très fréquemment porter la maladie aux adultes qui opèrent ou qui assistent l'opérateur. Or, celui-ci doit éviter de se surmener : *on a remarqué que ce sont généralement les opérateurs de faible santé ou surmenés par la préparation des concours qui donnent le plus grand nombre de victimes.* Ce sont souvent aussi ceux qui font leurs premières trachéotomies qui sont frappés de préférence, parce que leur opération dure plus longtemps ou qu'ils savent moins se garer.

Ici nous croyons pouvoir donner quelques conseils, sans indiquer le manuel opératoire de la trachéotomie qui est fait partout.

Deux aides non médecins et un médecin suffisent pour faire l'opération, si celui-ci a sur une petite table, à sa portée, les instruments dont il a besoin. Un aide tient la tête, *la main gauche en fourche sur la nuque, la main droite sur le front.* L'autre aide, placé à gauche du patient, tient l'enfant par les deux bras et appuie son bras gauche sur les cuisses de l'opéré. Ces deux aides n'ont qu'un rôle coercitif et peuvent se détourner le visage, attendu qu'ils n'ont nullement besoin de regarder l'opération. L'opérateur a soin de bien énucléer le larynx comme l'indique M. de St-Germain, il n'a rien à craindre tant qu'il incise les parties anté-trachéales. Pour inciser la trachée, si celle-ci est bien énucléée entre le pouce et le médius droits, si l'ongle de l'index est à la commissure supérieure de la plaie, il ponctionne la trachée et laisse glisser son index gauche dans l'incision de celle-ci, au fur et à mesure que le bistouri incise les cartilages. Ce mouvement de l'index, qui vient boucher la plaie trachéale au moment de sa production, empêche l'expulsion à ce moment des fausses membranes, et évite d'avoir à retrouver ultérieurement la plaie trachéale pour y introduire le dilatateur. Le dilatateur est introduit sur le doigt sans regarder, sans se pencher sur la plaie: c'est parfaitement inutile, attendu qu'on ne voit pas l'ouverture de la trachée, qu'on n'a pas besoin de la voir, et que ce serait dangereux d'essayer puisqu'on s'exposerait à un jet de fausses membranes. Le dilatateur étant introduit et maintenu presque à bras tendu de la main droite pour que l'opérateur ait la tête loin du malade, celui-ci est assis et lance alors droit devant lui, là où il n'y a personne, puisque l'opérateur et l'aide de vis-à-vis sont sur les côtés, toutes les fausses membranes qu'il a dans la trachée et tout le sang qui a pu y couler. Quand ce jet commence à tarir, et à ce moment il n'y a pas à se presser, on change le dilatateur de main et on introduit la canule toujours sans regarder de près et en se tenant sur le côté. Nous croyons, et nous parlons par expérience personnelle, qu'on peut faire beaucoup de trachéotomies sans avoir le moins du monde la figure souillée par le sang et les fausses membranes, c'est-à-dire en évitant presque sûrement la contagion. Quant à la position des aides que nous conseillons, notamment celle de l'aide qui fait face à l'opérateur, dont la main gauche est sur le bras droit de l'opéré, le bras gauche appuyé sur ses deux cuisses, la main droite sur son bras gauche et la figure baissée jusqu'au niveau de la table d'opération : c'est une attitude extrêmement commode pour l'opérateur puisque l'aide s'efface au maximum, c'est une attitude pleine de sécurité pour l'aide puisqu'il ne peut être atteint par les mucosités ni quand l'enfant est couché, ni quand il est assis, s'il a soin alors, tout en conservant ses mains en place, de porter le corps par le côté gauche du malade et de regarder derrière celui-ci. Cette attitude était celle qu'avait trouvée une bonne fille du pavillon de diphthérie, Marguerite, qui nous a aidé dans beaucoup d'opérations et dont le dévouement nous a guéri plus d'un opéré dont nous désespérions.

4° *Protection de la ville contre la propagation des maladies contagieuses.* — Un fait qui épouvante, c'est le développement continuellement croissant des maladies contagieuses à Paris. Ce fait est reconnu pour les fièvres éruptives. Il l'est également pour la diphthérie : voici quelques données. On tiendra compte dans leur appréciation, que depuis 50 ans, la population parisienne a doublé.

Dans l'Union médicale du 4 septembre 1858, M. Barth, après une analyse raisonnée des différentes statistiques, faites à l'époque, arrive au résultat suivant.

Nombre des croups calculé dans l'hypothèse de 1 guéri sur 4.

256 par an en moyenne, dans une première période allant de 1826 à 1840.

429 par an en moyene dans une seconde période allant de 1841 à 1858.

Dans la statistique empruntée à M. Bouchut (Gaz. hôpit., 1858, p. 471) on voit que le nombre des décès par croup va croissant d'une manière presque régulière. Nous ne citons que quelques années.

1827	169	décès par croup
1835	203	—
1846	307	—
1853	423	—
1857	543	—
1858	632	—

Dans la statistique de M. Ollivier (Études d'hygiène publique, 1886).

Mortalité pour croup à Paris. Nous ne citons que quelques années : la progression est croissante d'une manière presque régulière :

1866	815	décès par croup
1872	1149	—
1876	1572	—
1880	2158	—
1882	2390	—

Voilà la marche continuellement croissante du fléau. Si cela continue, l'atmosphère parisienne deviendra plus insalubre que la plus malsaine des côtes d'Afrique. Peut-on y remédier ? Nous le pensons. Que fait-on dans certains pays, quand on débarque des immigrants ? On les tient d'abord en observation dans une île voisine, et s'il en est qui présentent des maladies contagieuses on les met au lazaret. Eh bien, sauf légères modifications, faites de même et vous arriverez à drainer peu à peu tous les principes contagieux de la ville.

Il faut, croyons-nous, qu'un établissement hospitalier destiné à recevoir des enfants atteints d'affections contagieuses, soit construit, sauf modifications légères, soit administré et réglementé, sauf quelques atténuations, non pas comme un hôpital, mais comme un lazaret.

La principale disposition des bâtiments dans un lazaret, c'est d'être au nombre de plusieurs, très écartés les uns des autres et affectés spécialement à certaines maladies : ainsi doit être construit un hôpital d'enfants atteints d'affections contagieuses.

Les principales mesures administratives et policières prescrites dans les lazarets, sont :

La séparation effective, absolue, des malades et du personnel des différents segments qui le composent, séparation telle, que toute communication quelle qu'elle soit, est interdite.

L'interdiction absolue et formelle de toute visite quelle qu'elle soit.

L'obligation formelle pour les malades, une fois entrés, d'y rester le temps jugé nécessaire par le médecin du lazaret.

Autorité absolue du médecin en chef attaché en permanence à l'établissement, sur le personnel et les malades en tant que disposition, séjour, allées et venues, désinfection des vêtements, etc., etc.

Voilà les principes dont il faudrait s'inspirer dans la création d'un hôpital d'enfants affectés de maladies contagieuses : ce serait draconien, mais, c'est question de salut public.

C'est contraire à nos mœurs, dira-t-on. Nous sommes persuadés qu'il ne faudrait pas bien longtemps pour s'habituer à ces mesures, si on s'habituait à envisager une maladie contagieuse, non pas seulement au point de vue exclusif de celui qui en est atteint mais aussi au point de vue de l'intérêt et de la santé du public.

Dans quel pays la création d'un lazaret a-t-elle soulevé des réclamations du public? Partout au contraire, le public se sent porté à renchérir sur la sévérité du médecin du lazaret. Du reste, en quoi la création d'un ou plusieurs lazarets à Paris, froisserait-elle nos mœurs? D'une seule manière vraiment importante : en empêchant les parents de visiter leurs enfants. Or, pendant l'évolution d'une diphthérie, qui marche toujours rapidement, les parents viennent voir leurs enfants deux ou trois fois en moyenne. Si l'enfant va bien, ce ne serait pas un trop grand sacrifice de ne pas les voir; s'il va mal, l'issue fatale ne va pas se faire attendre et les parents ne se présenteront pas un grand nombre de fois à l'hôpital. Du reste s'il est admis que cette mesure est prise pour les sauvegarder eux et leurs enfants, si l'excellence de cette raison est appréciée du public, ce qui ne peut manquer d'avoir lieu, les parents s'habitueront en apportant leurs enfants au lazaret à ne compter les revoir qu'à l'amphithéâtre, ou chez eux, parfaitement guéris. Quant à l'obligation de laisser leurs enfants à l'hôpital le temps jugé nécessaire par le médecin : c'est une obligation qui soulèverait bien peu d'objections.

Et du reste notez que c'est la seule mesure efficace, que tant qu'on ne se résoudra pas à cela, les maladies contagieuses iront se multipliant par la ville, et que d'autre part, si on veut une intervention des pouvoirs publics dans la prophylaxie des maladies contagieuses, c'est par la voie des hôpitaux, des lazarets libres, que cette intervention doit se manifester d'abord, en attendant qu'elle se manifeste ultérieurement, si les mœurs s'y prêtent, par la voie des lazarets forcés.

Cette idée va soulever bien des protestations, mais somme toute, quelle différence faites-vous entre un hôpital militaire où on est soigné par un médecin non choisi et avec un règlement militaire, et un lazaret forcé tel que nous le comprenons, si ce n'est que dans celui-ci vous auriez un médecin qui aurait dû travailler beaucoup plus longtemps, présenter beaucoup plus de garanties pour obtenir son titre, et que les lazarets forcés pourraient permettre toutes les douceurs alimentaires et thérapeutiques dont la plupart sont nécessairement inconnues à nos soldats malades.

5° S'il y a lieu, facilités de l'enseignement médical. —

Partons de ce principe que les biens de l'Assistance publique lui sont donnés pour soigner les malades et non pour apprendre la médecine aux étudiants. Ce dernier soin regarde la Faculté. Il est évident que si les intérêts des malades et ceux des élèves peuvent se concilier : il y a lieu de donner toute satisfaction aux étudiants, mais sous aucun prétexte, à notre avis, le moindre intérêt des malades de l'Assistance publique ne doit être sacrifié à l'enseignement médical dont n'est pas chargée l'Assistance publique. Nous voudrions que dans un hôpital d'enfants atteints de maladies contagieuses, dans le lazaret, les étudiants soient systématiquement exclus au début. Puis peu à peu on verrait à en autoriser quelques-uns sous conditions déterminées, sauf à retirer cette autorisation dès qu'on y verrait le moindre inconvénient. Je ne sais si beaucoup de personnes seront de notre avis à ce sujet, mais nous ferons remarquer que c'est ainsi qu'ont procédé les accoucheurs dans leurs services des hôpitaux et qu'en somme personne n'a protesté. L'organisation de la Maternité de Paris présente des dispositions bien plus draconiennes au point de vue de l'enseignement médical. Un établissement dans lequel il y a trois mille accouchements par an, est sacrifié entièrement, à l'exclusion de tout étudiant en médecine, à l'éducation médicale d'une soixantaine de sages-femmes, et personne ne proteste au nom de l'enseignement médical, attendu que l'intérêt des malades est en jeu.

Modifications pratiques qu'on pourrait apporter immédiatement à l'organisation hospitalière infantile de Paris.

Il faut partir des données suivantes:

Il faut que les maladies contagieuses soient soignées dans Paris, parce que les malades qui en sont affectés ne sont pas transportables; les trois quarts des croups qu'on enverraient hors Paris mourraient en route et l'autre quart succomberait en arrivant; — parce que tout le long de la route ils trouveraient moyen de disséminer leur maladie; — parce qu'enfin il y a un principe de justice qui dit *Suum cuique*, et que Paris n'a pas le droit de se protéger en allant infecter les localités voisines.

Ce que nous venons de dire s'applique aux autres maladies contagieuses avec une force à peu près aussi grande.

Il ne faut pas, dans la mesure du possible, que des affections non contagieuses soient soignées dans le même établissement que des maladies contagieuses.

Il faut tenir compte que l'Assistance publique, malgré ses quarante millions de revenus, est dans l'impossibilité de faire des frais tant soit peu considérables.

Comment concilier dans la pratique ces nécessités contradictoires ?

Admettez-vous le principe du lazaret ? Si oui : nous faisons de l'Enfant-Jésus un lazaret ; si non, nous en faisons tout simplement un hôpital d'enfants à peu près exclusivement réservé aux maladies contagieuses et comme il va falloir l'aménager, le reconstruire presque à neuf, nous allons faire dès à présent le plan du nouveau bâtiment, et toutes les transformations annuelles qu'on y fera ne seront faites, à moins d'urgence absolue, que si elles sont conformes à ce plan. En dix ans et dix annuités il faudra que vous soyez bien pauvres pour ne pas en sortir, d'autant plus que nous ne ferons pas un monument d'un établissement qui peut avoir à se transformer tous les jours suivant les besoins de la population et suivant les progrès de l'hygiène hospitalière.

Nous élaguons tous les chroniques et tous les blessés. Où les mettre ? Je ne connais pas toutes les ressources en bâtiments que peut avoir l'Assistance, mais faute de mieux et provisoirement, en attendant que vous bâtissiez un petit hôpital d'une cinquantaine de lits dans un quartier approprié de Paris et qui porterait le nom « Hôpital d'Enfants blessés », vous feriez un charmant petit service provisoire de chirurgie du bâtiment attenant au côté gauche de l'hôpital Tenon et qui fait le pendant du service d'accouchement actuel. Ce bâtiment est complètement séparé du reste de l'hôpital : vous pourriez par conséquent, l'attribuer aux enfants blessés en attendant une nouvelle épidémie de choléra, puisqu'il a été destiné aux cholériques.

Les chroniques, les teigneux où les mettre ? Sur le bord

de la mer? L'hôpital de Berck est encombré. Le Conseil municipal de la Seine va construire un autre hôpital maritime sur les côtes de Normandie. Quoique ce nouvel hôpital soit encore seulemen' à l'état de projet : voilà un débouché dans un avenir peu éloigné pour vos chroniques.

Mais en attendant, et en considérant d'autre part que l'air de la mer ne convient pas aux tuberculeux pulmonaires, aux rhumatisants, aux choréiques, qu'il n'a aucune action sur les altérations locales des paralysies infantiles : où les placer ?

L'Assistance a fait l'acquisition, à très bon compte du reste, il y a quelque quatre ans, d'une magnifique propriété à Brévannes, sur les confins est du département de la Seine et à proximité du chemin de fer de Vincennes et du chemin de fer de Lyon. Elle commence à installer dans un magnifique château des vieillards qui ne se sentent pas à l'aise dans ce luxe princier et qui aimeraient beaucoup mieux le négligé de Bicêtre, où ils pourraient fumer leur tabac sans crainte de rien salir, et où ils pourraient satisfaire leurs petites manies, faire de la lisière et transformer en véritable capharnaüm leur table de nuit changée en armoire. Il serait facile d'évacuer les hôtes actuels de l'Assistance à Brévannes sur Bicêtre, Ivry et la Salpêtrière et de faire là un magnifique établissement pour les enfants atteints d'affections chroniques. Il y a là un terrain immense avec parc, prairies, champs cultivés. A l'une des entrées du parc, vous feriez quelques bâtiments, d'une soixantaine de lits au total, pour les teigneux qui seraient enchantés de séjourner à la campagne, d'avoir de l'espace pour jouer, des fleurs et des oiseaux à élever. Ce bâtiment serait construit en bois et fer, de manière à pouvoir être transporté à un moment donné, si on jugeait devoir le déplacer. Il serait séparé de tout le reste de la propriété, aurait sa comptabilité spéciale, sa cuisine spéciale et un terrain où beaucoup d'enfants pourraient être employés à la culture des légumes, ce qui aurait le double avantage de diminuer leurs frais d'entretien et de leur apprendre à travailler.

Dans le corps principal du bâtiment, dans « le château », vous pourriez installer très confortablement tous les chroniques de l'Enfant-Jésus et avoir encore de la place pour ceux de l'hôpital Trousseau. Les enfants y seraient très bien, et même, en admettant qu'ils n'y soient que bien, ce serait incomparablement mieux que d'être à l'Enfant-Jésus où ils sont très mal. La question de transport ne serait pas difficile à résoudre : on pourra bien les envoyer à 25 kilomètres puisqu'on les transporte bien à Berck à une distance de 50 lieues. Leurs parents pourront aller les voir facilement. Quant à la question de salubrité du pays de Brévannes, la question d'alimentation, d'eau, etc., etc., nous supposons que tout est parfait, ou à peu près, puisque l'Assistance a dû faire une enquête à ce sujet avant de faire l'acquisition de ce bâtiment pour usage d'hospice.

Du reste, je ne tiens pas plus à Brévannes qu'à n'importe où ailleurs. Si on a mieux, abandonnons Brévannes, mais nous soulevons ce projet pour qu'on ne nous reproche pas d'avoir fait une critique acerbe de l'Enfant-Jésus, d'avoir divulgué une plaie et de n'avoir pas le remède à y apporter.

PLAN SCHÉMATIQUE
D'UN HOPITAL D'ENFANTS AVEC LAZARET.

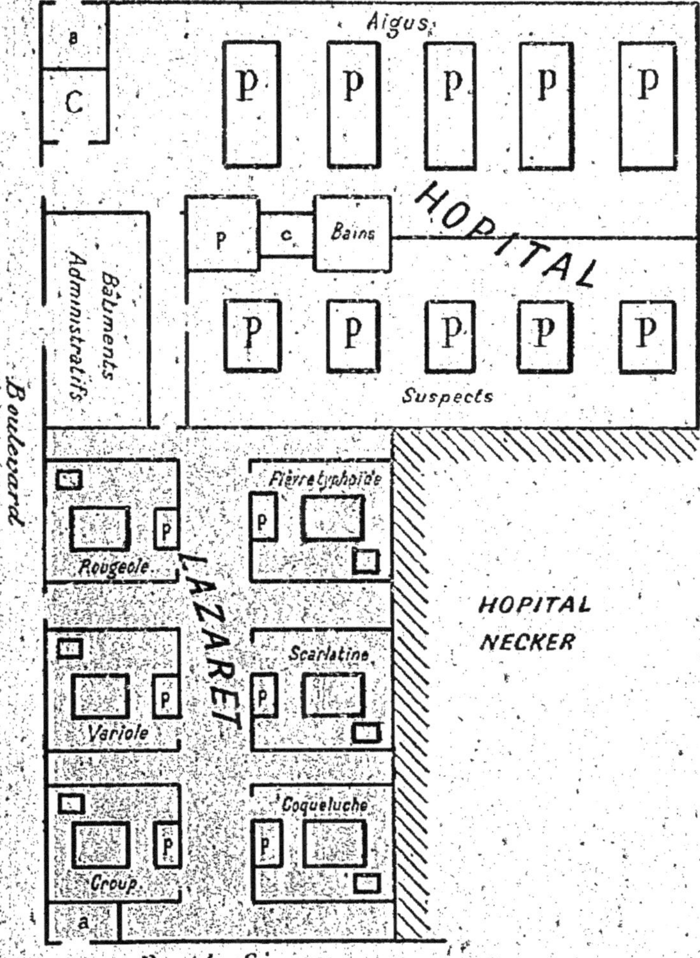

P P P : Pavillons de l'hôpital. — C : Concierge. — c : Cuisine. —
p p p p : Logements du personnel. — a a : Amphithéâtres.

Il va de soi que dans des établissements de ce genre, tout enfant nouvellement arrivé, serait tenu une vingtaine de jours dans une salle séparée dite « salle d'observation » pour être sûr qu'à son arrivée, il n'était pas en puissance de maladie contagieuse et qu'il n'ira pas propager cette maladie à ses camarades.

Reste donc à l'Enfant-Jésus, les maladies contagieuses et les maladies aiguës, non contagieuses. Il serait logique d'écarter ces dernières mais jusqu'à présent la chose n'est pas possible par insuffisance de la science médicale. En effet, il arrive un enfant avec une bronchite. Cet enfant a été contagionné de rougeole deux jours avant, en allant à l'école : il incube sa rougeole, vous ne pouvez pas le savoir; il vient un autre enfant qui est mal à l'aise, vous regardez sa gorge, vous y voyez un peu plus que rien : deux jours après cet enfant a une angine couenneuse : vous ne pouviez pas le savoir; il faut donc bien bon gré mal gré, recevoir les aigus à l'Enfant-Jésus.

Voici comment nous voudrions que l'Enfant-Jésus fût disposé, et quand nous disons l'Enfant-Jésus, c'est une façon de parler, car nous avons, dans la pensée, un hôpital d'enfants atteints d'affections contagieuses, un lazaret, et nous n'examinons pas la question de savoir si l'Enfant-Jésus est situé dans un emplacement de choix et s'il présente une superficie de terrain suffisante. Du reste, nous ne sommes pas plus architecte qu'administrateur et nous ne pouvons indiquer que des données générales. Cependant pour qu'on ne nous dise pas que nos projets sont magnifiques en théorie, mais qu'ils sont parfaitement irréalisables en pratique, acceptons l'emplacement et le terrain de l'Enfant-Jésus actuel et voyons au pis aller, (car si on change, ce sera évidemment pour avoir mieux), ce qu'on pourrait en faire.

Faut-il démolir? faut-il adapter? ceci est une question technique qui regarde les gens du métier et, du reste il n'appartient à nous, médecins, que d'indiquer les grandes lignes.

On sait que l'Enfant-Jésus, compris entre la rue de Sèvres et le boulevard Montparnasse, se compose de deux rectangles de terrain, juxtaposés à angle droit, formant la lettre ⌐ renversée. Voici le schema de l'emploi de ce terrain que nous proposons.

Les deux rectangles qui forment les deux branches de l'L seraient séparés : celui du côté de la rue de Sèvres formerait le « *Lazaret* » proprement dit ; l'autre serait « l'*hôpital* » des affections aiguës non contagieuses.

1° Hôpital des maladies aiguës non contagieuses : il serait divisé suivant presque toute sa longueur par une muraille assez haute, muraille interrompue par les bâtiments de la cuisine, du personnel, des bains, etc., etc., qui seraient communs aux deux sections.

Dans l'une des sections, seraient un certain nombre de pavillons, bâtis tous sur le modèle légèrement modifié du pavillon actuel des diphthériques, et destinés aux malades aigus non contagieux. Ces pavillons comprendraient 12 à 15 lits chacun et seraient en nombre à déterminer ultérieurement, mais suffisant cependant pour qu'un ou deux d'entre eux puissent être évacués et désinfectés et reposés au cas où une épidémie contagieuse viendrait à s'y glisser.

Dans la deuxième section seraient de petits pavillons d'observation pour tous les entrants suspects à un titre quelconque d'affection contagieuse. Ils n'auraient chacun que quatre ou six lits, et les malades y seraient traités, eux et le personnel qui les soignerait, en suspects. Ces petits pavillons seraient en nombre suffisant, supérieur à celui indiqué sur le plan, de telle sorte que tout pavillon où viendrait à se déclarer une maladie contagieuse puisse être désinfecté et reposé.

Il n'y aura pas d'autre communication entre les deux sections que celle marquée sur le plan. On prendrait des mesures pour qu'il ne puisse y avoir communication du personnel par la cuisine et les bâtiments avoisinants : ceci est une question de détail. La communication obligatoire entre les deux sections se ferait au moyen d'un barrière qui ne s'ouvrirait qu'au moment des passages des malades et des personnes de l'établissement.

Pour les malades de « l'hôpital » rien d'important à changer dans les dispositions administratives actuelles, notamment quant au point de vue de la visite des parents. Quant aux élèves, les stagiaires et les bénévoles agréés, ils pourraient y entrer comme ils le font actuellement.

On voit sur le plan où nous avons placé l'ensemble des bâtiments administratifs et médicaux, où nous avons mis l'amphithéâtre et le concierge et l'entrée de l'établissement. Cette entrée est commune à l'hôpital et au lazaret et elle constitue la sortie seulement de l'hôpital.

Le « lazaret » proprement dit, se compose de six petits établissements spéciaux séparés, les uns des autres, par des couloirs entre deux murailles, couloirs plantés d'arbres, d'eucalyptus, par exemple. Chacun d'eux se compose d'un pavillon principal pour les malades atteints d'affections contagieuses simples, d'une ou de plusieurs petites annexes pour les maladies contagieuses complexes, telles que diphthérie et scarlatine, diphthérie et coqueluche, etc. Chacun de ces petits pavillons se suffit à lui-même, en ce sens qu'il a son personnel logé dans l'enceinte de son terrain, près la porte, sa cuisine spéciale (ce n'est pas une grande économie de faire la cuisine pour deux cents personnes en une seule fois, au lieu de faire dix cuisines chacune pour vingt personnes : et, en agissant de cette dernière façon, on fait au même prix quelque chose de bon, tandis qu'autrement, on ne fait que de la cuisine de caserne). Quant au blanchissage du linge, c'est une question qu'on peut résoudre de différentes manières également sans inconvénient. On peut, ce qui serait le plus avantageux pour la prophylaxie des maladies, le désinfecter et le laver dans l'enceinte même du pavillon où il a été sali. Si on trouve que c'est par trop gênant, on peut faire une blanchisserie commune aux différents pavillons, et il ne serait pas difficile d'indiquer les mesures à prendre pour que cette opération soit sans inconvénient.

On voit où nous plaçons les différents pavillons de maladies contagieuses. Il y a mille considérations tirées du voisinage réciproque de ces pavillons, du nombre probable des malades qui y seraient reçus, du caractère plus ou moins contagieux des différentes maladies et de l'affinité réciproque que plusieurs d'entre elles semblent avoir les unes pour les autres. On nous dispensera de développer ces considérations qui sont affaire d'appréciation. Du reste, si vous avez mieux, faites le, si non attendez les données de l'expérience qui ne tarderont pas à être acquises. Nous voulons simplement dire que ce n'est pas sans réflexion, mais bien en nous inspirant des données que nous croyons avoir, que nous avons indiqué sur le plan la disposition qui y est marquée.

Il y a quatre portes donnant accès sur le lazaret : l'une qui le fait communiquer avec l'hôpital, de telle sorte que tout malade de l'hôpital présentant une affection contagieuse, quelques jours après son entrée, puisse y être transporté d'office. Une autre faisant communiquer la partie médicale des bâtiments administratifs avec le lazaret de telle sorte que tout malade reconnu contagieux à son entrée, puisse y être envoyé sans passer par l'hôpital. Une autre sortie sur le boulevard Montparnasse, réservée aux seules entrées et sorties du personnel avec un concierge chargée de veiller à ce que personne ne sorte en tenue de service, c'est-à-dire, en tenue pouvant être contagieuse, réservée aussi exclusivement à la sortie des malades guéris, les malades entrant passent par ailleurs, nous venons de le voir. En face de cette porte, se trouvent une étuve, une salle de bains pour donner un dernier coup de désinfection aux guéris et à leurs vêtements. Enfin, une quatrième porte réservée à la sortie des cadavres des décédés au lazaret au coin du boulevard Montparnasse et de la rue de Sèvres.

On prendrait les mesures nécessaires, bien entendu pour empêcher la communication des différents personnels des pavillons et, pour cela, il n'y aurait qu'à fixer une heure pour les sorties en ville et une heure pour les rentrées ; toutes les sorties et les rentrées devront être effectuées en quelques minutes. Dans tous les autres moments de la journée, les portes des pavillons seraient closes. On voit du reste que nous avons évité de les mettre vis-à-vis les unes des autres.

Au lazaret, on placerait un médecin en chef, et un nombre d'internes suffisant ; ce serait question à étudier.

Quant à la visite des parents, des étrangers, des curieux, elle serait sévèrement proscrite par voie administrative et même par voie policière : ce serait encore une question à étudier, mais le but à atteindre, c'est que personne ne puisse, sous un prétexte quelconque s'introduire dans le lazaret.

Reste la question des consultations et des entrées. Les consultations ? Supprimez-les ; elles sont, dans les conditions actuelles, plus nuisibles qu'utiles : les chances de contagion et de diffusion des maladies faisant un mal plus grand que les consultations ne font de bien. Les malades ne viendront plus à l'hôpital que pour y être reçus ; quant aux consultations proprement dites, pour ceux qui ne veulent qu'une consultation, on les donnera dans les autres hôpitaux d'enfants ou d'adultes, où en somme il y a toujours des enfants qui viennent consulter. Quelques uns de plus : ce ne sera pas une affaire.

Et les cas urgents, criants, de chirurgie où on a un enfant qui est en moitié écrasé par une voiture? Ces cas sont exceptionnels : s'ils se présentent dans le voisinage de la rue de Sèvres ; on les recevra à Necker. Est-ce que ces cas n'entrent pas à titre d'exception dans tous les hôpitaux d'adultes? On fera à Necker ce qu'on fait à l'Hôtel-Dieu, à la Charité, à la Pitié : on n'a jamais laissé mourir personne dans la rue pour la raison qu'on n'avait pas préparé de lit ou qu'on n'était pas installé pour le recevoir.

En résumé, voilà le système qui, d'après nous, permettrait non seulement d'éviter les cas intérieurs des maladies contagieuses à l'Enfant-Jésus mais *assainirait peu à peu la ville de Paris*. Il ne nous appartient pas d'entrer dans les questions de détail. Nous n'avons fait qu'indiquer les grandes lignes, et nous ne prétendons même pas que les indications générales que nous donnons soient excellemment traduites en pratique par les mesures que nous proposons. Après tout, ce n'est pas notre partie. Si nous l'avons fait, c'est pour éviter le reproche qu'on aurait pu nous adresser, en disant qu'il était facile de critiquer, mais plus difficile d'améliorer; c'est aussi pour donner une base pratique aux réformes qui s'imposent. Le plan de réformes que nous proposons ne vaut rien? Eh, mon Dieu, je vous l'accorde et je ne demande pas mieux que de me rallier au vôtre qui est meilleur. Critiquez le mien tant que vous voudrez, je vous le sacrifie de bon cœur, mais au moins proposez en un autre et, surtout, mettez-le en pratique.

Une dernière remarque, si on veut bien, pourquoi donc faire des monuments d'architecture de tous nos hôpitaux ? Est-ce pour transmettre aux générations futures la preuve des fautes contre l'hygiène hospitalière que nous commettons? Est-ce que l'argent des malheureux est destiné à embellir Paris ? Est-ce pour que jamais on ne puisse rien changer à un hôpital dont la disposition est nécessairement à modifier, suivant les besoins de la population et de l'hygiène hospitalière? C'était bien la peine de mettre trente millions dans le nouvel Hôtel-Dieu. En le faisant en bois, avec l'intérêt de la somme qu'on aurait économisée ou aurait fait des rentes à tous les malades qu'on y soigne, ou, si l'on préfère, on aurait créé cinq établissements aussi utiles aux environs de Paris. A Berck, aussi, on a fait un monument: ça a coûté entre trois et quatre millions : pour six cent mille francs on aurait eu le même établissement en bois. Avec les cent cinquante mille francs d'intérêt annuel économisés, on pourrait reconstruire l'hôpital tous les cinq ans et on n'aurait pas, actuellement que la mer vient ronger ses fondations, à dépenser vingt-cinq mille francs tous les ans pour le protéger contre les flots, sans préjudice des frais d'entretien : il suffirait de le rouler cent mètres plus loin.

PROPHYLAXIE DOMESTIQUE
DE LA DIPHTHÉRIE

Un cas d'angine diphthérique ou de croup éclate dans une famille, qu'est-ce qu'il faut faire pour sauvegarder cette famille pendant et après la maladie ? C'est l'objet de ce chapitre.

Pendant la maladie :

Il faut commencer par écarter tous les enfants, pour la double raison, qu'ils sont plus prédisposés et qu'ils s'exposent plus facilement à la contagion que les adultes. Il faut écarter autant que possible, tous les adultes inutiles ou encombrants, pour les protéger d'abord, pour les empêcher de gêner les autres ensuite, par leur personnalité, leurs actes, leurs paroles démoralisatrices. Il ne faut pas avoir beaucoup d'expérience du soin des malades à domicile, pour savoir que toute personne qui n'est pas utile est nuisible.

Il faut rassurer la famille en lui disant que si la maladie est contagieuse on peut à peu près sûrement se protéger de la contagion. On recommandera spécialement aux parents d'éviter autant que possible d'embrasser leurs enfants, et s'ils ne peuvent s'abstenir de ce témoignage d'affection, de les embrasser sur la partie latérale des joues, loin de la bouche, des narines et des yeux.

On recommandera de fournir au malade des ustensiles de cuisine et autres tout à fait spéciaux, qui ne serviront exclusivement qu'à lui, et qui, par leur forme ou leur substance, seront facilement reconnaissables. Tous ces ustensiles seront mis sur une petite table au voisinage de son lit avec une ou deux cuvettes, où on pourra les nettoyer et les rincer au fur et à mesure de leur usage. On fera bien d'additionner les déjections ou les excrétions d'une solution de sulfate de cuivre ou de sulfate de fer recommandables, comme désinfectants, par leur bon marché et leur excellence.

Si les enfants sont pris dans les bras des parents ou de la bonne, et ça arrive toujours dans les familles, on recommandera de ne pas appuyer la bouche du malade sur le corsage de la personne qui le porte. En dehors des dangers de contagion pour la personne elle-même qui peut porter la main à son corsage puis à sa bouche, il suffirait qu'elle porte peu après un autre enfant dans la même position pour donner la diphthérie à celui-ci.

Les garde-malades se garderont surtout bien de goûter préalablement les aliments donnés aux malades : on sait comment font les mamans : elles prennent un peu de potage dans une cuillère, en donnent à l'enfant qui y porte la bouche : c'est trop chaud. Elles soufflent sur la cuillère et goûtent pour tâter la température. Cette pratique serait singulièrement dangereuse.

On engagera les parents à se garer de l'air expiré par le malade et surtout des expuitions qui accompagnent très fréquemment les quintes de toux.

Pour assainir l'atmosphère de la chambre ?

Et tout d'abord, est-ce bien nécessaire ? Nous avons montré que oui dans le courant de ce travail. Si on est incrédule, nous dirons qu'il coûte peu de prendre cette précaution et qu'il pourrait coûter beaucoup de ne pas la prendre.

On choisira entre les pulvérisations d'acide phénique ou les vapeurs de goudron végétal. Les deux sont bonnes et rationnelles, quoiqu'elles n'aient pas fait leurs preuves au point de vue spécial de la diphthérie. L'acide phénique a fait ses preuves pour les microbes chirurgicaux ; on évitera cependant d'en pulvériser au point d'incommoder ou d'anémier le malade. Quant aux vapeurs de goudron, nous les avons entendu préconiser et vu mettre en pratique par notre honoré maître M. Bouchut, et entre des données théoriques et son expérience, nous n'hésiterions pas, pour notre part, à recommander de préférence les vapeurs de goudron végétal.

Les personnes qui gardent le malade auront à leur disposition un liquide désinfectant pour se purifier les mains, et ce liquide désinfectant sera toujours à leur disposition dans une cuvette sur une table. Quel liquide ? Acide phénique ou sublimé ?

L'acide phénique, et sans hésitation, parce que le sublimé a l'inconvénient d'attaquer beaucoup d'ustensiles métalliques ; parce qu'il ne se révèle pas aux sens : il ressemble à l'eau et on pourrait par erreur, s'en servir comme telle et s'empoisonner ; il coûte très cher, non pas en tant que sublimé, mais en tant qu'alcool nécessaire à sa dissolution dans l'eau. L'acide phénique n'a pas ces inconvénients : il est inoffensif pour les ustensiles métalliques ; il n'expose pas à méprise à cause de son odeur, il a fait ses preuves en chirurgie dans les pansements antiseptiques, enfin, il a, quoi qu'on en ait dit, un pouvoir antiseptique plus grand que le sublimé, parce que, s'il est vrai qu'à solution égale il tue dans un bouillon quinze fois moins de microbes que le sublimé, on peut, par contre, l'employer en solution cinquante fois plus forte, puisqu'on peut user de la solution phéniquée au vingtième et qu'on ne peut — la pratique le prouve — employer le sublimé à une solution plus concentrée que la liqueur de Van Swieten.

Tout ce qui a servi au malade, linge de corps, linge de lits, pièces à pansement, etc., tout cela sera, ou brûlé pour les objets sans valeur, ou soigneusement lavé et bouilli dans l'eau.

Enfin, la pièce dans laquelle est couché le malade, sera tenue très proprement, débarrassée autant que possible de tous les objets inutiles et principalement de tous ceux qui par leur nature, sont à même de recueillir des poussières. Les rideaux de lit seront supprimés et même, si possible, les rideaux de la chambre.

Telles sont les précautions générales pour empêcher un diphthérique d'être dangereux pour sa famille pendant sa maladie. Nous ne parlons pas de la protection du médecin. Nous avons déjà traité ce sujet.

Le malade est décédé ou guéri, que faut-il faire ?

Ici il y a des recommandations de nécessité et des

recommandations de luxe suivant le degré de pauvreté, d'aisance ou de richesse des familles, et le nombre de leurs enfants.

Les recommandations de nécessité sont :

Assainir soigneusement la chambre et pour cela la nettoyer de fond en comble par un nettoyage approprié à son plancher, à ses parois, à ses meubles. On ne sait pas exactement le strict nécessaire : il ne faut donc pas craindre d'en faire trop. Nettoyage du plancher à grande eau ; reblanchissage des murs à la chaux ou repeinture revernissage des meubles, etc., etc. Est modus in rebus, mais, d'une manière générale, mieux vaut faire trop que trop peu.

On fera bien de désinfecter la chambre par le vieux procédé, à savoir, brûler du soufre dans la pièce, toutes les issues étant closes, de manière à laisser, au moins 24 heures, une atmosphère d'acide sulfureux qui imprègne tous les objets et toutes les parois de la chambre et dépose en plus une fine couche de soufre sublimé. On préviendra bien entendu que les objets métalliques ou les peintures à base de plomb sont exposées à être altérés par formation d'un sulfure noir de plomb. Nous disons le vieux procédé par opposition aux procédés nouveaux de lavage à l'acide phénique ou au sublimé qui ne sont pas démontrés meilleurs, mais qui peuvent avoir l'avantage de moins dégrader les objets. Le médecin se rappellera ses connaissances en chimie et conseillera tel ou tel procédé suivant les indications. L'acide phénique est à peu près inoffensif au point de vue de ses affinités chimiques ; le sublimé fait avec les substances métalliques un chlorure en se changeant en calomel ; le soufre fait des sulfures noirs ou des sulfates cristallins, avec les métaux.

Après désinfection, la chambre du malade sera reposée au moins une trentaine de jours et tenue pendant ce temps toutes fenêtres ouvertes.

Les vêtements, les literies, les linges quelconques, les jouets, seront soigneusement lessivés et bouillis longtemps dans de l'eau : ceci est absolument indispensable si on veut les faire resservir au convalescent, ou s'ils doivent servir plus tard à des frères ou sœurs plus jeunes.

Enfin le médecin fera bien de passer avec le père de famille une inspection complète de la maison et de s'entendre avec lui sur ce qu'il y aura à faire pour assainir chaque pièce ou chaque objet en particulier.

Une précaution toute spéciale et sur laquelle nous insistons, c'est de faire nettoyer les latrines. Les latrines sont suspectes et, à juste titre, au point de vue de beaucoup de maladies contagieuses. Qu'en est-il pour la diphthérie ? Je ne sais, mais c'est toujours le même raisonnement : ça ne peut pas nuire et ça pourrait en coûter beaucoup de ne pas le faire.

Quant aux précautions de luxe.

Elles consistent à exagérer les précautions précédentes :

A brûler les vêtements et les linges ;

A faire retapisser les chambres, gratter les plafonds et les planchers, en faisant, en un mot, l'ensemble des choses qu'on entend en disant « remettre à neuf » ;

A désinfecter non seulement la chambre du malade, mais les pièces voisines, etc., etc. Le médecin juge d'après les cas, d'après l'aisance des familles, d'après leur disposition d'esprit et d'après les données de la science actuelle jusqu'où il peut et il doit aller dans ce travail de purification des locaux et des objets.

HAVRE. — IMPRIMERIE DU COMMERCE, 3, RUE DE LA BOURSE

HAVRE. — IMPRIMERIE DU COMMERCE, 3, RUE DE LA BOURSE.

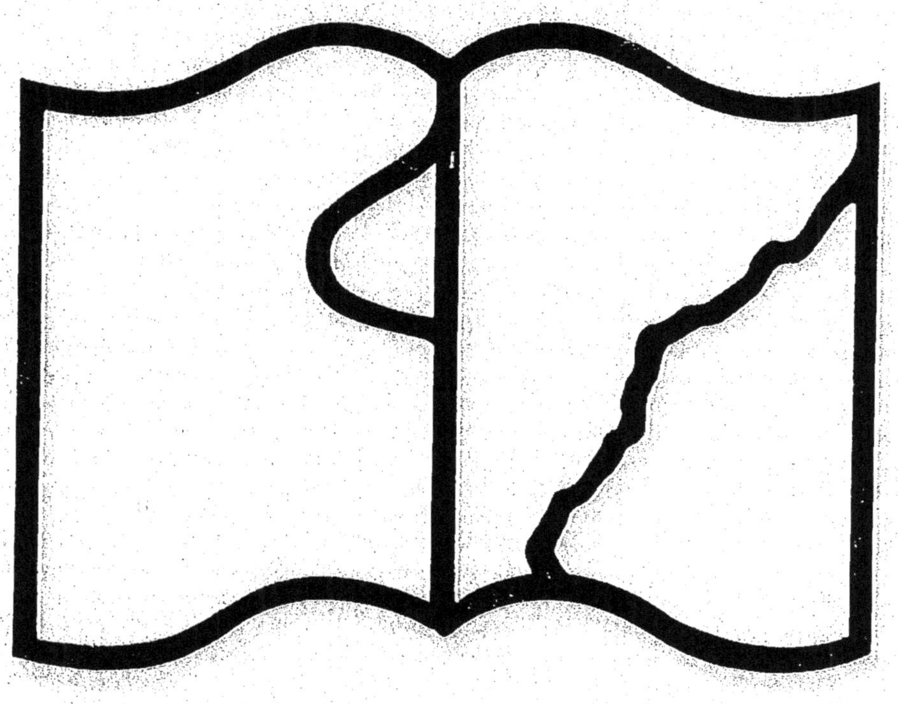

Texte détérioré — reliure défectueuse

NF Z 43-120-11

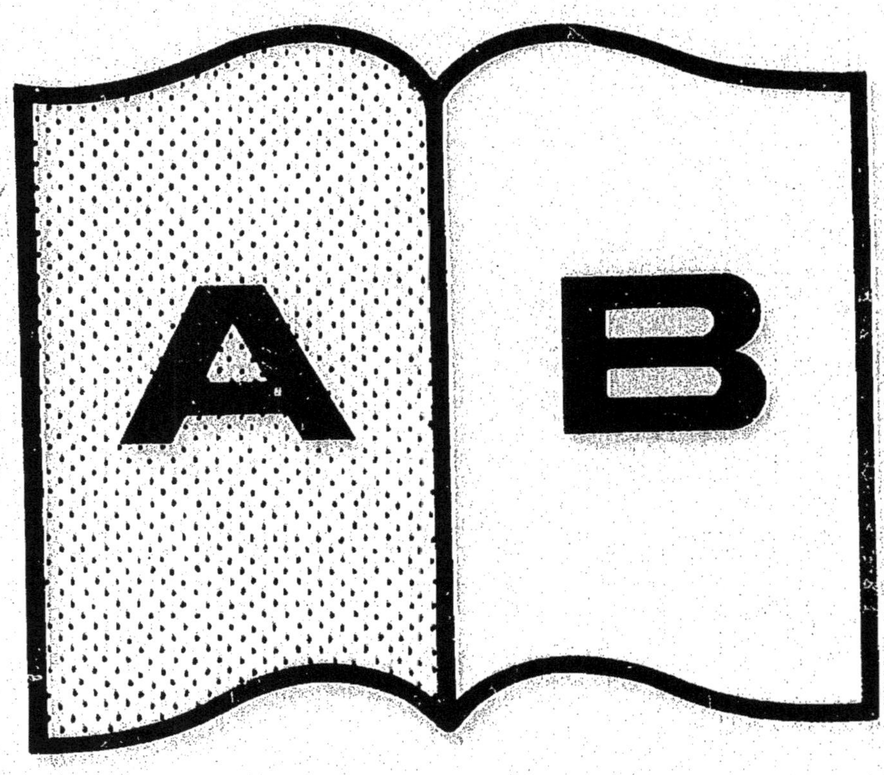

Contraste insuffisant

NF Z 43-120-14